舞动疗法

[英]邦妮·米克姆斯 著

余泽梅 译

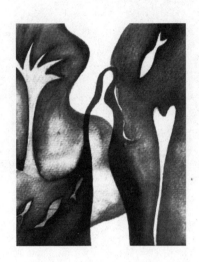

重庆大学出版社

致我过去和现在所有的玩伴，尤其是杰克（Jackie）、约瑟夫（Joseph）、罗莎（Rosa）、菲利普（Philip）和卡梅伦（Cameron）。

致 谢

感谢丛书主编保罗·威尔金斯（Paul Wilkins）对舞动疗法的浓厚兴趣以及对初稿提出的宝贵意见。感谢世哲出版社的艾莉森·波伊勒（Alison Poyner）编辑的建议，对我帮助很大。

在我作为舞动治疗师的成长过程中，舞蹈老师玛丽·福克森（Mary Fulkerson）和斯蒂夫·帕克森（Steve Paxton）给予了我莫大的帮助。他们让我相信自己，从心所欲，动静自若；同时，还鼓励我驾驭和训练运动的潜能。

还要感谢自 20 世纪 80 年代以来美国的舞动治疗师们，正是他们的努力，我才没有在探索舞动疗法的征途上感到孤独。乔安娜·哈里斯（Joanna Harris）（美国舞动治疗协会的高级专业会员）给我提供了可信的临床试验方法，并与我并肩研究温尼科特（O.W.Winicott）的作品。莎伦·顾迪尔（Sharon Goodill）验证了我对舞动疗法的直觉，而马希尔·勒凡索（Marcia Leventhal）则进一步确认舞动疗法具有智慧的见解。

本书前言作者戴安·杜丽赛（Dianne Dulicai）在我从事的家庭治疗中给予了宝贵的支持，并在观察家庭体系方面教会我很多东西。能与她再次共事并让她见证此书出版，实在是一件乐事。上一次在她的见证下工作，是她亲自穿越大半个英国，来观看了我同那些家庭以及与带着幼龄儿童的母亲们在一起工作的录像。这一次我们虽然隔着大洋，戴安也通过文字见证了我的工作。

感谢所有为舞动疗法在英国扎根而付出努力的先驱们，包括家政单位的约翰·卡登（John Cordon），坦姆赛德医院的约翰·卡森（John Casson）和约翰·阿切尔（John Archer）。

在我作为舞动治疗师的成长过程中，感谢我的家人在背后的默默支持。在我心里跟我一起舞动的孩子约瑟夫、罗莎、卡梅伦（差不多长大了），一直忍受着他们的母亲看上去比较"怪异"的事业。我的丈夫，菲利普·斯宾塞（Philip Spence），他的工作可比我的"正常"多了。但他从未鄙视过我的职业，反而一直都支持我的选择。每当自己竭力从各种观点和灵感中厘清头绪时，我总能从他那里找到鼓舞的力量，其中有些已经转化为成果收入此书。

我的书能够完成，还得益于敢于尝试舞动疗法的勇士们。他们许多人都同意以匿名的形式把自己作为个案材料，希望舞动疗法能更广为人知。有时我会故意把几个来访者的材料整合起来作为个案，但所有案例都源于真实的临床试验。本书中所有案例所涉及的人物均采用化名指代。

自　序

　　写这本书时，既充满乐趣又心怀忧虑。忧虑之处在于任何事情都不是绝对的。虽然我每个字句都斟酌再三，但也担心我的实践在别人的脑海里成了定式。在我看来，仅就这本书而言，将思维转换成语言不易，用语言来论述又不足。尽管有着多年的写作经验，我相信假如几年后重写此书，仍会有稍微不同的地方。但无论怎样，很高兴自己能对目前的工作进行总结。在这个过程中，我参阅了不少同类书籍。

　　我希望这本花费诸多心血的书籍能在学术领域和临床研究上为推动舞动疗法的发展尽绵薄之力。无论对我的观点持支持还是反对的态度，只要能激起读者的思考，我写作此书的目的也就达到了。

前　言

创造性是其他艺术疗法（如音乐、美术、戏剧及诗歌等）所共有的特性，也是艺术疗法的特殊贡献。这种创新过程不仅体现在治疗师和来访者的关系上，还体现在对行为的甄选上。本书清楚地展示着创造力对健康的重要作用以及治疗过程是如何妙趣横生，这样的书我还是头一回读到。

我对米克姆斯（Meekums）博士的临床试验和学术工作的了解始于 20 世纪 80 年代。我亲眼见过她在英格兰北部的治疗中心对来访者开展的治疗工作，令我敬佩至极。那几位来访的女性受到尊重，得到富有见地的指导，不仅肯定了自己，还给了自己的孩子以信心。她的写作也具有这些特点。

这本新书让我想起了安东尼·斯托尔（Anthony Storr）1977 年说过的一句话："艺术，同科学一道，在混沌中寻求秩序，在多样中生成统一。"米克姆斯博士把舞动疗法的历程和多维角度比作一趟旅行，不仅清楚地向读者阐明了相关概念，还避免了不必要的行业术语。在论述心理疗法的"操作"和"原因"时，米克姆斯博士还以真人为例，他们都是舞动疗法的受益者。

探讨人在情感、认知和社交上的创伤经验涉及神经、社会以及情感方面的诸多因素。其他行业将理论假设和实际操作结合起来探讨这些因素，已经取得了显著的进展。然而，舞动疗法居于艺术和科学之间，相互借鉴，略显尴尬，各种理论方法、各学科的研究发现以及该领域的实际操作之间的关系还有待厘清。本书中，米克姆斯博士在自己的领域里给出了一种全新而清晰的阐释。能向各位心理治疗从业者推荐此书，我深感荣幸。

戴安·杜丽赛（Dianne Dulicai），
哲学博士，美国舞动治疗协会高级治疗师
美国舞动治疗协会主席

缩略语

舞动治疗协会（英国）[The Association for Dance Movement Therapy (UK), ADMT (UK)]

美国舞动治疗协会（The Association for Dance Movement Therapy, ADMT）

真实自我动作探索（Authentic Movement, AM）

身心平衡（Body Mind Centering, BMC）

边缘型人格障碍（Borderline Personality Disorder, BPD）

基础注册舞动治疗师（Basic Registered Dance Movement Therapist, BRDMT）

中枢神经系统（Central Nervous System, CNS）

常规评估中的病理结果（Clinical Outcomes in Routine Evaluation, CORE）

舞动疗法（Dance Movement Therapy, DMT）

循证实践（Evidence Based Practice, EBP）

拉班动作分析法（Laban Movement Analysis, LMA）

国家医疗服务体系（英国）[National Health Service (UK), NHS]

随机对照实验（Randomized Controlled Trail, RCT）

注册舞动治疗师（Registered Dance Movement Therapist, RDMT）

高级注册舞动治疗师（Senior Dance Movement Therapist, SRDMT）

英国心理治疗协会（United Kingdom Council for Psychotherapy, UKCP）

CONTENTS

目　录

第一部分　概述

第二部分　旅程

参考文献

图表目录

图

表

第一部分

概　述

第一章　区域地图：概论

　　本书旨在向读者介绍一种心理疗法：舞动疗法。为此，我借用了"旅行"这一隐喻。无论何时，踏上旅途之前，我们都需要地图。本书第一部分勾画出旅途的范围。第一章总结全书的概貌，概述舞动疗法理论和实践，设定本书的情境；第二章则详述舞动疗法理论，使读者明白什么是舞动疗法，具体如何操作。之前的舞动疗法研究常常借用其他学科的理论，比如借用谈话心理疗法的成果。对于这样的做法，我不是很满意，所以我不得不重新审视舞动疗法。我建议拿出一个固定的理论，重视创造性过程，尤其是"动作隐喻"的作用。

　　本书第二部分描述舞动疗法具体的操作方法。本部分围绕舞动疗法作为创造性过程的核心理念，分四个方面：准备阶段、孕育阶段、领悟阶段、评估阶段。在对个案进行研究时，我特意引用了大量的参考文献，以期对每个步骤阐释清楚。第三章内容兼容并包，既为论述舞动疗法整体及其各阶段做铺垫，同时也展示来访者内心因不堪经历而造成的强烈挣扎。第四章则着力检验舞动疗法在治疗过程中能否深入探究、挖掘内层心理。这一阶段充满着魔宫和恶龙，是瞥见曙光（领悟阶段）之前的黑暗探险（孕育阶段）。在第五章里，我们围坐在闭营篝火周围，探讨舞动疗法在分析和评估心理转变中的作用。本书的末尾附有参考文献和资料网址，以便读者更加深入地探讨本书所涉及的问题。

所有案例均取自真实的治疗场景，其中有些案例已经过"整合"或部分改变或修饰，以保护来访者的个人隐私。当然，所有改动是以不影响结果为前提的。案例中所有名字均为化名。

何为舞动疗法？

在英国，舞动疗法的定义为："一种引入舞蹈和运动的心理疗法，该疗法能够使人创造性地投入治疗，促进情感、认知、生理、社会因素的融合"［ADMT（UK），1997］。

有意思的是，这一定义将舞动疗法牢牢地纳入了心理治疗的范畴。在过去很长一段时间里，英国主流的心理治疗仅仅被视作谈话疗法，是以精神分析或至少是以心理动力为倾向的。随着英国心理治疗协会（UKCP）的成立，心理咨询公司纷纷注册登记，三大心理治疗学派（精神分析、行为主义、人本主义）乃至更多的流派逐渐被人们或社会接受。然而，艺术疗法（戏

剧疗法、绘画疗法、音乐疗法以及舞动疗法等）大都难以得到
英国心理治疗协会的认可，只得建立自己的注册体系。

舞动疗法还是治疗型舞蹈？

让许多人疑惑不解的是，治疗型舞蹈和舞动疗法到底有何
区别？虽然在治疗型舞蹈领域，也有许多很有价值的研究在进
行，但因为两者在不同层面上满足社会各类需求，所以仍有必
要厘清二者的区别和相似之处。

从事治疗型舞蹈工作的可能都是天赋奇佳、技艺高超的舞
蹈老师，他们并未受训成为治疗师，而是在一些组织机构内工
作，比如学校、监狱，等等。两者有许多相通之处，并有一些
合作成果。沃尔夫冈·斯坦格（Wolfang Stange）是位舞蹈艺
术家，也是英国舞动疗法史上举足轻重的一位人物。他的治疗
型舞蹈团体是混合型的，包括学习障碍和身体障碍人群。他追
求艺术，也经营着一家舞蹈公司，不过他的训练方法跟舞动治
疗师的方法非常相似。

无论是舞动治疗师还是在治疗这个大语境下工作的
舞者，都是艺术家。表 1.1 对这两个领域进行了比较，
根据的是我个人的实践经验及以下这些人或机构的研究成
果：鲍尔斯（Boas,1943），卡内基英国信托（Carnegie UK

Trust, 1985），克莱德（Claid, 1977），戴维逊（Davidson, 1979），吉尔（Gill, 1979），哈密顿（Hamilton, 1989），凯森伯格和索辛（Kestenberg and Sossion, 1979），金（King, 1983），拉班（Laban, 1971），利文撒尔（Leventhal, 1986），利维（Levy, 1992），迈尔卡（Malecka, 1981），米克姆斯（Meekums, 1990），迈耶（Meier, 1997），巴鲁顿（Paludan, 1977），佩恩（Payne, 1992），布莱斯帝基（Prestidge, 1982），谢伯恩（Sherborne, c.1984），索尔维（Solway, 1988），英国艺术治疗专业常务委员会（Standing Committee of Arts Therapies Professions, 1989），斯坦顿 - 琼斯（Stanton-Jones, 1992），斯坦纳 - 雪拉比（Steiner-Celebi, 1996），温尼科特（Winnicott, 1971）。读者需记住的是，比较是个动态的过程，二者各自的参数随时都在变化。因此，表 1.1 应被看作特定时空下的剪影。

与舞动疗法相关的疗法

其他能够引入舞动疗法的动作和舞蹈方式包括：
- 身心平衡法（BMC）（Cohen, 1980/1984），一种建立在动作发展和解剖学基础上的复杂训练方法。身心平衡法既能用作表演，也能成为一套治疗系统。有几位舞动治疗师已经尝试过身心平衡法，但并非所有技师都拥有舞动治疗师的合法资质。

- 加布里埃尔·罗斯(Gabrielle Roth)的五韵舞蹈法(流动、断音、混乱、抒情、静谧)，也是她眼中的"萨满术"(1990)。正如名称所示，该方法的核心内容便是舞者随着这五种旋律结构即兴舞蹈。

- 圆圈舞，源于世界各地的民间舞蹈，被视为兼具原始象征和治疗效果的方法。在《治愈早期遭受性侵女性的悲痛——创造性集体疗法》(*Creative Group Therapy for Women Survivors of Child Sexual Abuse*)(2000)一书中我就谈论到民间舞蹈的重要性。我还鼓励他们按照特定的主题去编排舞蹈，比如说"赋能"(empowerment)。在每次治疗的最后都会跳这种舞蹈，这些舞蹈就成了该次治疗内容的容器，并在结束之前再次认同一种连接的感觉。

表 1.1　舞动疗法和治疗型舞蹈的比较

领　域	舞动疗法	治疗型舞蹈
促进者是艺术家	是	是
界限	起始时间、团队契约、私人空间、保密性、对关系的限制（非社会性）	起始时间和私人空间可能更为宽松，团体契约可能更宽松也可能更为严格。关系可能不仅限于团体内部

续表

领　域	舞动疗法	治疗型舞蹈
使用领导者提供的体系	非常可能、但目的是达到治疗性目标和来访者自身的成长。可能是灵活可变通的	非常可能，不一定是为了来访者自身的成长，可能严格遵守，也可能是灵活可变的
使用道具	非常可能。可能被用作"过渡性客体"（Winnicott，1971）	非常可能。用于激发创造性
为团体以外的观众表演	不太可能	可能
为团体中其他成员表演	可能	非常可能
使用舞蹈艺术方式	可能	可能
使用即兴的方式	一定	非常可能
使用节律	是的。结构和容纳，也要发展某些心理／发展状态	是的。结构和容纳，发展技能
使用镜映（动作的节律、质量和形态）	是的。有意识地使用镜映来发展治疗关系和团体内部关系	是的。可能被用以舞蹈艺术手段，或用于发展团体内部关系
使用戏服	限制使用	可能
使用舞台照明	不太可能	可能
典型的团体规模	最少1人，最多8～10人	4～30人，或更多
强调审美内容	否	可能
目标	以来访者团体的治疗性需要为目标	广义的治疗性目标。有时也以教育性或艺术性为目标
理论基础	包含心理学理论	不一定包含心理学理论
对象团体	可以是任何人，但可能会根据评估结果挑选	可以是任何人，但可能有目标群体

续表

领 域	舞动疗法	治疗型舞蹈
需要的能力	有带领团体的经验，掌握大量的动作类型。其他的能力包括处理悲痛的能力	带领团体的经验和所涉及的动作形式方面的经验
需要自身接受过治疗	是	否
需要临床督导	是	否
需要的专业培训水平	至少硕士文凭	没有正式的资格要求
需要处理群体动力和人际关系	一定	非常可能
处理来访者的内部意象和符号象征	一定	非常可能
对精神内容的融合	可能	可能
悲痛和趣味	积极地处理悲痛，但允许有一些趣味性加以平衡。治疗师要避免去"拯救"来访者	可能会避免悲痛而强调趣味性。或者，团体带领者可能像一个"萨满"，利用自身来施行"拯救"
对疗程的口头评估	通常情况下	并非必需
治疗师与来访者发生身体接触	极少	作为正常互动的一部分
基于动作观察进行论断和心理推断	是	并非必需

舞动疗法的重要原理

舞动疗法以一定理论原理为指导。它们是：

- 身心互动，动作的变化将影响整体效果（Berrol，1992；Stanton-Jones，1992）。
- 动作体现性格（North，1972；Stanton-Jones，1992）。
- 治疗关系在某种程度上至少受非语言行为的调节，比如通过治疗师来镜映来访者的动作（Chaiklin and Schmais，1979；Stanton-Jones，1992）。
- 动作有其象征意义，能够反映人的潜意识过程（Schmais，1985；Stanton-Jones，1992）。
- 动作编排能够使来访者体验全新的自我存在（Stanton-Jones，1992）。
- 由于存在大量的非语言调节，舞动疗法采纳了早期客体关系理论（Meekums，1990；Trevanthen，2001）。

舞动疗法的演变

舞动疗法在英国有段相对独立的发展时期。虽然也曾受美国舞动疗法领域的影响，但直到 20 世纪 70 年代末、80 年代初美国才开始向英国输送重要的思想成果，不过在这之前，英国就已埋下了自己的种子。

　　有记录显示英国早在 19 世纪就将舞蹈引入治疗（Browne，1837），到 20 世纪 40 年代，一场名副其实的舞动疗法运动开始在英国开展起来，基本上与美国同期展开。然而在当时，舞动疗法不被心理治疗界认可，直到 20 世纪 70 年代，第二波舞动疗法的革新浪潮开始涌现，才将舞蹈和动作引入了心理疗法的试验和应用。这第二波浪潮促使舞动疗法的诞生，也就是今天在英国看到的舞动疗法，跟美国的疗法渊源甚深。

　　舞动疗法在 21 世纪已经落地生根，要么作为主要干预方法成为焦点心理疗法的一种形式，要么作为一种辅助性的治疗。其更具创造性、辅助性的成分则在形式和功能上同"治疗型舞蹈"相重合。

舞动治疗师的培训和注册

　　在英国，接受培训的治疗师必须有硕士学历资格，培训为期两年或两年以上，但有些课程提供深造文凭，有些则提供硕士培训证书。所有课程均由英国舞动疗法协会认证。培训期间，所有学生均接受个体化治疗。理论学习涉及多门学科，包括心理学、精神疗法、解剖学、生理学，当然还有舞动疗法的学习。实践操作则包括每周一次的舞动疗法小组讨论，200 小时的来访者接触，200 小时的非接触性的相关工作（笔记、开会及其他相关活动等）。实践操作分小组督导和个人督导。

在英国，舞动治疗师的资格分三个等级。一级为基础注册舞动治疗师（BRDMT），是为刚刚完成研究生培训的学生所设置的。完成督导下的额外实践操作，两年之后便可申请注册舞动治疗师资格（RDMT）。

完成督导下的实践操作，进行个体性治疗并在标准发行刊物上发表文章之后，便可获得高级注册舞动治疗师证书（SRDMT），有资格进行私人会诊，对其他人进行授课或指导。取得高级注册师资格大概需要七年的训练期（研究生培训两年，基础注册舞动治疗师两年，注册舞动治疗师三年）。一般情况下，注册舞动治疗师的成长期为四年。舞动治疗师完整注册所需的培训期跟其他心理治疗师所要求的没有区别。

目前英国的舞动治疗师没有正式的心理治疗机构（比如英国心理治疗协会）可注册。在接下来的发展中，舞动疗法要想得到认可，唯有两条路可走：一方面提升该疗法的创造性和辅助性（适于基础注册舞动治疗师）；一方面将舞动疗法作为心理干预的主要方法（适于注册舞动治疗师和高级舞动治疗师）。对于后者，显然可以联想到同英国心理治疗协会关于注册身份的争论。这种对注册身份的阻碍由来已久，许多（非所有）舞动治疗师都希望能够被心理动力学所接纳与认可。然而，较之于心理动力治疗领域的同伴，他们几乎难以获得同样的地位。尽管协会下面的一个分支机构要求学生接受综合艺术疗法的训练，舞动疗法的注册机构也隶属人文和综合部门，但这群艺术治疗师在英国心理治疗协会仍旧找不到独立的位置。

舞动疗法的实践环境

在英国，舞动治疗师有着广泛的合作群体。有些在国家医疗服务体系（NHS）工作，主要处理成年人心理问题。有些则在儿童或家庭服务机构工作，既有法务性质的，也有自愿者性质的。有些在社会服务机构工作，比如给有学习障碍的成年人提供服务。其他工作地点或来访者群体还包括监狱、教育机构（针对情绪或行为失常的儿童）、私人心理诊所。

研究的重要性

国家医疗服务体系越来越倾向于循证护理实践的操作方法。这不仅得到许多政府措施的鼓励，还广受专业领域的推崇。因为这一点非常重要：来访者或者推荐人能够对治疗方案作出选择。更重要的是，凡是不利于来访者甚至伤害来访者的治疗形式都是不允许的。

随机对照试验被誉为研究的"金本位"。利用这种从自然学科（物理、化学、生物）借来的研究形式，舞动疗法实验分作两组：实验组和对照组。两组人数相同，且位置随机安排以减少偏差。然后对两组人员使用一系列有效而可靠的量表，量表内容应该跟研究问题相关，间隔时间大致一致，一般是在治疗前后。比如，假设研究问题是"舞动疗法能够缓解抑郁症吗"，那么就应该采用测试抑郁程度的《贝克抑郁量表》（Beck，1978）。接着检测数据来判断两者的结果是否存在巨大差异。差异巨大说明存有因果关联。假设同对照组相比，实验组（接受舞动疗法）在贝克抑郁量表上的分数出现了明显的下滑，那么就有理由认为舞动疗法有利于缓解实验组成员的抑郁状况。

实验组测试表明舞动疗法能够缓解焦虑（Cruz and Sablers，1998；Erwin-Grabner et al.，1999；Low and Ritter，1998；Ritter and Low，1996）。作为一种温和的练习方式，舞动疗法有可能对由焦虑引发的各种症状具有积极的效果，包括减轻抑郁（Ernst et al.，1998）。但将这种实践方法引入舞动疗法研究存在着根本性的问题：很多时候试验人员基数不足，难以取得可信的结果。此外，许多症状或变化常常体现在信仰、态度、感觉关系上，但可供选择的操作方法有限，难以考察跟上述症状或变化相关的现象。有些研究主要考察来访者进行舞动疗法的实际情况。这些研究通常采用焦点小组或对话访谈方式，往往收集描述性数据而非数字资料。例如，我自己的研究（Meekums，1998）就表明，对于那些童年遭受性侵的女性而言，有些需要接受标准的舞动疗法，有些则需要不受禁锢、不受约束，自然而然地表露自己。这种差异似乎是由女性对性侵的情感和认知"距离"所决定的。距离是个复杂的现象，并非由单一因素决定，比如接受治疗的时间。

本书导览

读者请勿跳过本书的理论章节（第二章），否则难以明白舞动疗法的实践意义。本书的核心理念是：舞动疗法本质上是心理疗法，通过创造性过程来调节心理，并独具匠心地引入"动作隐喻"来促进这一过程的开展。

我希望读者读完此书后能有所收获。但我必须强调，我反对未接受完整训练就运用舞动疗法的做法，这种行为不可取而且不道德（可能在英国很快就属于违法行为了）。戏剧疗法、心理剧、治疗型舞蹈或职业疗法等同行领域的专家从本书中可以看到他们的长处，并筛选出合适的观点来指导各自的实践。要看清自己的能力界限、选择合适的方法，就必须通晓临床督导。学生或有资格从事舞动疗法的治疗师亦可以借此书巩固、拓展自己的想法和实践。

第二章 详图：舞动疗法—— 一种创新性的心理疗法

阐释和理解舞动疗法的理论模式很多，但大多无非是借自传统的心理疗法理论，常常跟"谈话疗法"绑在一起（例子参见 Bernstein，1986）。这些模式总是充满着一大堆让人困惑的术语，要想在现有的心理疗法模式下发展出一套属于舞动疗法的理论实在是困难。舞动疗法不是简单的关乎几个动作的心理疗法，也不仅仅是跟谈话心理疗法沾边的舞蹈或动作，它有自己的理论形式。

要建立起一套有意义且能视为心理疗法的理论体系，我们应更加广泛地涉猎相关理论。这些理论应涉及以下内容：创造性、身心关系、非言语交际、人际关系以及个人变化。本章中，我将向大家展示不同的理论模式，将舞动疗法当作创新性的行为，其核心焦点不再是行为、认知、关系、精神或心理动态方面的目标，而是动作隐喻，后者影响着这些目标的实现，并在舞动疗法中广泛应用。之前的舞动疗法理论一向由目的来定义，所以才出现诸多分歧。而治疗师在定位自己时也常常使用心理动态、行为、人文、超个人之类的字眼。但是，我关注的焦点是动作隐喻，这一理念贯穿全书，利用各种情形、各种目标下的个案来阐明这一理念，使读者能够看到一个统一的舞动疗法理论，看到一种独具特色的创新性心理疗法。

作为一种创新行为的舞动疗法

在人类所有变化历程中，"新"永远是被创造出来的。这种"新"常常被视为对老旧过时的行为、关联或思维模式的更新升级，如同凤凰浴火重生。在成功的心理疗法里，人的"本质"在某种程度上会有所变化，当然这一观点并非心理疗法所独有。有时打了个好盹儿、洗了个澡或换了件新衣裳之后，就老听见自己说："真像是换了个人啊！"不过这种变化只是瞬时的（一次沐浴可不会改变一生），但心理疗法（当然还有其他的做法，比如修行）带来的改变则可能潜在地影响个人看待自己或他人的思维，甚至影响他的世界观。这有可能带来关系、行为、情感及认知模式的重构。也就是说，核心本体还在，只不过人生观可能会发生根本性的改变。就好比一首老曲子改了调，随之而来的便是新的和弦，新的如沐春风般的感受。

这种心理疗法的创新过程体现在来访者和治疗师的关系

上，而这种关系的"奏效成分"又存在于二者的"潜在空间"，为双方所共有（Winnicott, 1971）。在这个空间里，双方的意识和潜意识交接汇聚，表演和创新同舞共存。在这种情况之下，创新性的心理疗法就映射着早期的母婴过程。温妮科特认为，"人只有在创新中才会发现自己"（Ibid., p.63）。

所有创造性艺术，无论是舞蹈编排还是科学或研究（Meekums, 1993）都发生在可辨识的创新过程中。这一过程就是常说的包含四个阶段的循环：准备期、孕育期、领悟期、评估期。这四个阶段也是舞动疗法以及其他艺术疗法的特征（Blatt, 1991; Cordon, 1975; Meekums, 1998/1999/2000）。这一过程概述如图2.1所示。

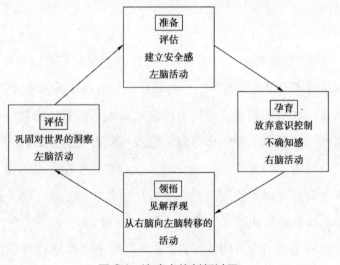

图2.1 治疗中的创新过程

创新性循环是一个可行的操作模式，但不可同"真相"混为一谈，因为真相非常地私人化。即便纯粹的循环仅是幻想，但同其他可行的模式一样，它能够帮助我们理清过程中的思维。有一点可以确定：治疗过程中很可能不止出现一个循环。也就是说，一次疗程中可能会出现两个甚至是多个场景，可以有领悟出现并得到评估。我更倾向于把这个过程看作是一个螺旋，顺着螺旋走，我们会来回碰到相同的映像。但每次都会从一个更高的角度来观看这个映像，最后画面越来越清楚，能看见新的格式塔。

创新过程的开展取决于个人对常与"自我"相关的功能的利用和顺服（Gordon，1975）。行为与平静的接受能力、意识与梦境般的状态、本能与感官世界、抽象与实体、放纵与控制、自我实现与共享现实之间都存在着有规律的互换。这种有规律的过程反映着婴儿对母体的迷恋和割离，可参考斯特恩（Stern，1997）等（见下文及 Meekums，1993）。

准备

舞动疗法的准备期，从微观层面来看可视为疗程的暖身阶段；从宏观层面来看，又相当于治疗的最早时期。来访者之前一直在与生活的艰辛搏斗，成功程度各不相同。因此，舞动治疗师可能需要对他们进行一次正式的"评估"，以确定工作重点。

这时，来访者可能会忧虑敏感，脑袋里会出现很多疑问：他们是怎么看待舞动疗法的？治疗过程中会不会有不可告人的秘密被他们发现了？治疗师虽然待人真诚，可我们毕竟只是职业的治疗关系，我能信他吗？我该信他吗？

那天安妮来了，穿着大棉衣，坐在椅子的边沿上。她的身子向门口倾着，整个疗程中，她都没有跟我进行目光接触。我得出结论，那天对她而言仅需观察她的肢体动作就足够了。她似乎在说我很难取信于她。后来她才透露她之前已经看了一年的心理医生，那位医生最后才跟她说，他的水平不足以解决她的心理问题。我当时能感受到安妮心中的苦痛：突然那双抱紧的手松开了，感觉自己被无情地抛弃了。

正如罗杰斯（Rogers, 1957）所提到的，真正成功的治疗关系要求治疗师对来访者无条件的积极关怀、同理心回应和情感契合。只有满足了这些要求，才能在治疗关系中共同打造一片安全区域。来访者对治疗环境中安全系数的认知决定着治疗过程在多大程度上顺利开展（Meekums, 1998/1999/2000）。换言之，倘若存在这种安全感，就可以鼓励来访者走向马斯洛（Maslow, 1999）所言的"自我实现"（即更加彻底地成为你真正想成为的人），但如果这种安全感缺位的话，治疗则可能造成伤害。

多数情况下，治疗关系都是靠非言语行为调节的，虽然言语回应也非常重要。作为积极的治疗关系中非常重要的条件（Rogers，1957），契合就是"外表和内心一致——内心想法和外表行为和谐相处"（Wilkins，2000）。对此，治疗师需要关注来访者的"内心"。聚焦疗法 TM 是个不错的体系，也称体验式心理疗法。聚焦疗法是尤金·简德林（Eugene Gendlin，1981）发展出的一种疗法，这一过程分为六个"动作"：清理空间、感受感觉、寻找支撑、支撑与感觉相共鸣、询问、接纳。聚焦疗法强调身体的智慧及其与智力间的平衡。"感受感觉"的观点与舞动治疗师有明显的关联，但也受到其他治法从业者的重视，比如说看上去差别很大的人本主义心理治疗（Winter，2000）和认知治疗（Hackman，1998）。

孕育

在舞动治疗中，该阶段也常称作"过程"。热身之后，来访者的自发性动作就会越发明显地展现个人的内心世界和团体的共同主题。在这一阶段，动作开始具备隐喻意义，开始对来访者而言象征着某些东西，无论他们是否意识到它们的含义。隐喻是舞动疗法非常重要的一面，下文我将单独谈论。我还会在接下来的章节里提及"动作隐喻"，运用个案来阐明整个舞动疗法的过程。

　　　　杰弗里选了一样道具进行舞动。他挑了块黑布，在头顶上和齐腰处缠绕一番之后，他来到房间的角落，仔细地挑选了一个软垫，然后紧紧地将其缠进黑布里。

上述情况可以看出，杰弗里完全沉浸在他的创造过程里，沉醉于一个象征性的表演里。然而，不管是他自己还是作为治疗师的我，都还无法确定这种象征意义到底是什么，它将带领我们走向何处。

　　整个治疗过程中，只有治疗关系建立起信任感，孕育期才能够开展。象征行为的开始暗示着来访者愿意跟治疗师交流私密复杂的内心。但这种交流的具体作用还不清楚，仍旧处在无意识层面。从发展的视角来看这个时期的治疗关系可以说就像母婴混沌关系的一种镜像，婴儿生命的初期就是这种状态，同母亲的交流也大抵靠非言语行为。他必须得依靠母亲（或主要照顾者），因为此时他还没学会如何用言语表达需求，也没能力去操控环境。在此时的治疗关系中，治疗师或来访者会觉得像是"卡住了"，正等着某种外在力量来拯救他们。来访者会觉得只有治疗师才能"帮一把"。不过要想治疗进入下一个阶段，治疗师在督导的过程中，必须从这种强大的精神动态中体会到全知全能或技能全失的感觉。只有捕捉到这些感觉，才可能认识到治疗师无力"帮一把"，这样就自然而然地把改变的责任交到来访者的手中，而这种权利本就属于来访者。

萨满教和荣格的疗法认为，在孕育阶段，来访者会沉入一种象征性的"死亡"状态（Lewis，1988）或无意识的混乱状态（Kane，1989）。这时他可能会感到担忧甚至恐惧，唯有之前在治疗关系和舞动疗法的进程中建立起稳固的安全关系才能帮助他渡过此关。

准备期需要治疗师的积极介入，而孕育期则需要他"不加干扰"，这可能就要求他"一无所知"。艺术家（这里指艺术治疗师）和神秘主义者都有卸下驾驭欲望的能力（Gordon，1975）。他们都承认每个人的外表或内心深处都存着不为人知的秘密。一名老练的舞动治疗师此时就会保持克制，尽可能地降低干扰，使来访者在有和善他者在场的空间里体验独处（Winnicott，1958）。千万不要贸然闯入错误的"会意"境地。这种知识错误源于早期的学习模式，缺乏真实的洞见带来的新鲜感。治疗师应接受甚至珍视这种困惑的状态，学会"摸索行事"，使来访者避免滑向可知和可控的冲动。这种解脱给表演和创新带来无限的可能，通常只有孩童或受祝福的灵魂才能体验得到，因为他们可以有意识地放纵自己，看漫天落叶，听鸟声啾啾，感受万物的联系。孕育本质上是"此时此处"的体验，却包含着"每时每处"的概念（Meekums，1993）。最终，它将带领我们进入舞蹈家玛丽·福克森（Mary Fulkerson，1987：20）所言的"一个潜在、统一、完整的精神状态"：

> 这种真实的情感状况，在我看来是一种空白、完整、统一、静止。正是在这样的状态下，我们才能审视这个世界；正是怀揣这样的静态，我们才能用无限的遐想和假设看待事情的发生、事态的发展，才能明白，总有这样一处码头，这样一片地方，这样一方静塘，在它的背后深藏着伟大的存在。

领悟

在治疗的领悟期，含义开始明晰显现。但是这种过渡并非泾渭分明，而是总在领悟和孕育间摇摆不定。不同于简德林（1981）所描述的"感受感觉"（混沌状态）和"支撑"（相对清晰的状态）间的共振，这是孕育期（右脑活动）情感原始的身体表达和领悟期（右脑向左脑联动）的意义彰显发生共鸣。对来访者而言，领悟期意味着对动作、内化的动觉想象、惯常的行为方式进行戏剧性的解释。这既可令人兴奋，也能让人痛苦。

小组成员凯利本来一直都在一块展开的布上掷着球。可突然我发现他看上去变得越来越沮丧。于是我就问他感觉如何，他说那个球像是变成了一个孩子，被正在争吵的父母抛来扔去。

而另一方面，意义的阐释会变得更加微妙，得一步步去获取，而且只有事后才能完全明白过来。

琳达是个专业舞蹈家。对她来说，舞蹈就是孩童时期逃离外界的避难所。遇到麻烦，她就从舞蹈中寻求解脱。她会走进舞蹈室，踮起脚尖，跳起舞步，旋转、旋转，将满腔伤感和愤怒赶出体外。而且她还发现，只要严格控制饮食加上舞蹈，反抗身体对休息和营养的需求，就能够在某种程度上掌控生活。加入舞动治疗以后，她第一次感受到舞蹈不是避难所；第一次被要求去聆听身体的呼唤，保持静止，直到身体发出舞动的脉冲。开始，她对这个建议满是愤怒和不屑，声称这并非是真正的舞蹈。我们在一起磨合了几个月，可我始终觉得面临着艰难的挣扎，进不了她的内心。通过细细地观察，我突然发现，这不正是她身体的感受吗？几年之后，我们偶然碰到，她告诉我她后来一直在进行格式塔心理治疗，那位治疗师也鼓励她去倾听身体的反应。她说同我的合作促使她继续寻求帮助。她仍在跳舞，但已形成了自己的表演模式——"随心舞动"，而且也在研习更加温和的舞动形式。

领悟时刻的到来标志着个体开始从孕育期混沌的状态中脱离。在孕育期，个人的冲动还没有同理解建立联系，形式还处于真空。毫无疑问，神秘主义者也能达到洞悉事物的体验，但艺术家的不同之处（Gordon，1975）在于对形成的追求，在于脱离"伟大的存在，尽管这很痛苦"（Fulkerson，1987）。在舞动治疗的过程中，来访者就像是艺术家，他们渴望形成，渴望理解，渴望弄懂正发生的一切。而这些都伴随着视角的转化（Meekums，2000），从根本上改变着他们的世界观以及对自我的认识。

整个治疗过程中，领悟还包括对经验的再评估——一种柳暗花明、豁然开朗的感觉。随着治疗的进展，治疗关系已经日趋成熟，来访者也准备好进入完结阶段。

评估

评估是一个主动积极的状态，要调动所有自觉的、理智的左脑活动，当然也要参考身体动作。在这一阶段，来访者和治疗师会一起讨论整个治疗过程在来访者生活中的重要意义。这从本质来讲是一个"落地"的过程。治疗绝不是聊聊而已，总会有着现实的目的。评估就是把在当时的疗程中或整个治疗过程中收获的东西同来访者在治疗室外的现实生活联系在一起。来访者也许自然而然就会寻找到答案，比如花时间陪伴孩子或阅读书籍，这在之前是他想做却没做成的事。

桑德拉和我互相传球。她告诉我这个球像是要砸在她脸上，她跟朋友、家人相处时也常常是这种感觉。我告诉她，我注意到她经常是过肩传球。我就让她试试从肩下面传球会是什么感觉。她试了之后告诉我说，她发现自己看事情的角度清晰多了。我还注意到她的肌肉放松下来，而且球看上去也控制得更好了。我把这个信息反馈给她。她自己也观察了一番，发现确实如此。于是我们就讨论，如果这种动作隐喻融入了日常生活，那又意味着什么呢？她意识到自己一直饱受大家庭的困扰，因此，她需要采取措施防止这样的事情发生，需要在自己和亲人的需求间建立起更加平衡的关系。于是她作出决定，对于亲人的麻烦，她会先估量自己的个人损失，不会再像以前那样什么麻烦都往自己身上揽；有时候甚至会直接拒绝。在治疗结束后的一次回访面谈中，我看到她身上仍然有那份转变。

在整个治疗过程的评估阶段，来访者要同治疗师一起为结束作准备。这可能会包括对整个疗程的"反思"，对相处时日的回顾，对先前问题的评价和对未来任务的展望。这里可能会关注到当前存在的问题。比如饱受身材困扰的来访者可能会对自己的新身材、新形象庆贺一番，而且还会把这跟之前对伴侣关系的担忧联系在一起。

也许评估期更应该叫作"落地期"，因为从本质上来说，这是一个把之前阶段的洞悉运用于现实或表现出来的过程。高尔顿（Gordon, 1975：5）强调了这种具体化带来的痛苦，她写道：

> 牺牲的成分里无情地掺杂着对限制和缺陷的认同。当抽象、观点、遐想、精神都穿上"身体"的外套时，局限和缺陷就会衣不蔽体地暴露出来。

动作隐喻：舞动疗法的主要工具

创造性过程是理解舞动疗法过程的有效方式，而动作隐喻则是舞动治疗师调节过程的主要工具。舞动疗法属于艺术疗法。在英国取得认可的艺术疗法有四种：舞动疗法、戏剧疗法、音乐疗法、美术疗法。每种治疗方法都有各自独特的训练方式和专业注册体系。虽然隐喻在艺术疗法中扮演着重要角色（Gorelick，1989），也有大量关于隐喻的参考文献，但是专门论述动作隐喻在舞动治疗中的作用却少之又少。希迈斯（Schmais，1985）曾为此扼腕叹息，后来斯坦顿-琼斯（Stanton-Jones，1992）开始拾起讨论，到韦伯斯特（Webster，1991）才开始拿一小章节专门论述。但这些尝试都缺少用动作隐喻来清晰地展现一个综合性舞动治疗理论。

隐喻即"用夸张的名称或描述性词语来称呼某一客体"（简明牛津词典，第三版，1964）。这种字面定义经拓展后，不仅指涉词语，还可以包括意象和运动（Lackoff and Johnson，1980）。"隐喻"（metaphor）来源于希腊语词根"改变"（meta）和"传递"（phora），意为超越（Cox and Theilgaard，1987）。

英语中充满着利用肢体表达含义的隐喻，其中一个例子就是"情绪低落"。当人感到情绪低落时就会垂着肩膀，身体下沉。其他动作隐喻，比如说"晕头转向"，这可能不会从身体上完全展现出来，但如果你立即快速地转圈，你最后就有可能体验那位描述者"眩晕"的身体状况了。在迪斯尼与皮克斯合拍的电影《虫虫危机》中，霍珀的草蜢兄弟看到先前还温顺的虫子现在却面露狠色地朝自己逼近时，吓得真的从皮肤里跳了出来，魂飞魄散的（字面义）。我看这部电影时很轻易地就明白了这个隐喻，就连旁边坐着的四岁小孩也懂了，而且还笑得乐呵呵的。不过他没有往深处想，其实也没必要非得揪出个由来。但我却觉得这挺有意思的，因为我已经听到过很多来访者跟我谈论她们遭受性侵时，脱离身体的体验。我觉得这种由创伤反应发展而来的"脱体"体验似乎正好体现在那句隐喻中——从皮肤里跳了出来。

动作隐喻只是一种象征，包裹在动作或姿态里。比如说，当一个人谈到生活的"压力"时（言语隐喻），就会做一个缩成一团的动作（动作隐喻）（Silberman-Deihl and Komisaruk, 1985）。它存在于来访者和治疗师的创造性空间里，调节着无意识的"象征世界"和有意识的"感知世界"（Ellis, 2001），也就是大脑的左半球和右半球（Cox and Theilgaard, 1987）。治疗师和来访者都互相影响着处于"感知世界"和"象征世界"交界处的意义和行为。

帕特里克认为自己是强大的男人。他的工作虽然责任重大需要权威，但他还干得不错。然而一次工作事故之后，他的生活陷入了危机，迫使他重新审视自己。他开始觉得自己无能、懦弱。当我们各自手持两根小木棍的一端在房间里走动时，他似乎老是想往角落里退。我发现我们双手间的压力完全被他的上身掌控，而盆骨和大腿处完全没使力。似乎他腰上方的脊椎（spine）已"折断了"。我把这信息反馈给他。然而，我并没有表明这可能会与他觉得自己"懦弱"（spineless）的原因有关，反而是从物理的角度来调和他的动作。后来他的身体变得越来越协调平稳，并学会如何不"分裂"地处理一定程度的压力。过了很长一段时间之后，他才学会如何把我们共同做的动作同他对自己的新看法建立起联系。他后来慢慢发现自己确实很强大，但同他人一样，也有缺陷。

因此，动作隐喻可以视为一种非言语交际形式，通过仔细观察，可以洞悉个人行为模式、信仰以及人际关系，是非常有价值的。

隐喻是一种象征（symbolization），是一种"好像"的态度，因此不同于象征对应（symbolic equivalence）（Gordon，1975）。后者更多的是本体和喻体的融合，而象征则体现着本体和喻体的脱离。人类早期象征能力的例证是儿童对过渡性客体（像泰迪熊和起安慰作用的毛毯）和对过渡性现象（如吮拇指之类的象征性动作）的使用（Winnicott，1971）。两者将个人和融合状态、内心和外在世界联系起来，同存于母婴共享的"潜在空间"里，正是在这片共享创造性的空间里，"自我"

才得以发掘、发展。而在舞动治疗中，动作隐喻就存在于治疗师和来访者之间的"潜在空间"里。

总结一下，隐喻有以下特征：

- 隐喻包含感官指向的意象存在（Billow, 1977）。
- 隐喻能处理"卡壳"情况（Jones, 1996）。
- 隐喻能调节相关联系以刺激记忆（Angus and Rennie, 1989；Billow, 1977）。
- 隐喻反映自我问题（Angus and Rennie, 1989）。
- 隐喻能表现来访者的角色关系模式（Angus and Rennie, 1989）。
- 隐喻通过创造新的存在实体来连接过去经验和影响未来的可能（Lakoff and Johnson, 1980）。
- 隐喻包含多重意义和情景（Billow, 1977）。
- 隐喻能表达其他方式不能表达的内容（Sledge, 1977）。
- 隐喻能使表达最经济而不失丰满，使经验为他人所理解（Billow, 1977）。
- 隐喻连接左脑活动和右脑活动，连接自觉过程和无意识过程（Cox and Theilgaard, 1987）。
- 隐喻使思路更为清晰（Blliow, 1977）。
- 隐喻能开辟研究思维和行为的新思路（Lakoff and Johnson, 1980）。

- 隐喻既能拉开来访者和它所指的情感内容间的距离，又能拉近来访者和治疗师间的距离（Angus and Rennie, 1989；Cox and Theilgaard, 1987；Sledge, 1977）。

- 并非所有的隐喻都要跟语言程序和意识程序联系起来，这样做有可能会削弱治疗价值（Chailkin and Schimais, 1979；Greadier, 1995；Shuttleworth, 1985）。

- 隐喻能够创造其他表达无法说明的概念（Billow, 1977）。

- 隐喻能够研究严肃沉重的问题，有时甚至以幽默的方式（Shuttleworth, 1985）。

- 长期以来人们都认为遭受脑损伤或精神分裂症的人更难以形成隐喻的概念（Billow, 1977）。我个人的临床经验表明，对有心理问题的人而言同样具有丰富而有意义的隐喻交流。脑损伤的位置有可能会影响个人使用隐喻的能力，但并非所有患脑损伤的人都会受到影响。

隐喻蕴藏多层复杂含义，而且含义多变，成为治疗中理想的探索中介，尤其是对于那些关注意义的个人建构和共同建构的治疗方法，比如，据我所知，认知行为疗法、系统家庭疗法、心理动力精神疗法以及艺术疗法都广泛运用隐喻。但除艺术疗法以外，其他心理疗法都没把隐喻视作其理论支撑。

舞动疗法中的动作隐喻能够促进运动的表征经验、感知机体的联想记忆、道具投射的象征意义、形象表象、效果以及言语行为间的复杂互动，这也就涉及直觉情感层的右脑运作同逻辑语言层的左脑运作间的融合。

斯特沃特的呼吸浅，动作僵硬，声音单调；整个肢体给我的感觉就像他在评价期直言的那样："话说得越少，动得越少，我就越舒服。"后来一起合作我才发现，原来这是他回应儿时虐待的一种自卫方式，而且效果一直不错。当他详细地描述头脑中受虐的画面时，伴随着紧张的肢体症状（包括心跳加速、头昏脑涨）。但他这种消极逃避逐渐成为一种困扰。在他的治疗过程差不多过半时，我们一起牵着一张大布的四角，他走在前面，我跟在后面抖着布。他说这"就像是在呼吸着新鲜的空气"。觉察到这点时，他深深地叹了口气，就好像要把整个呼吸带入身体一样。我也发现，较之于前几个疗程，他的动作变得越来越自如。把这种变化跟他最近描述的变化联系了起来，他与家人的关系发生了变化，比如说他现在就经常帮助居住在乡下的亲戚。

动作隐喻和身体记忆

弗洛伊德认为自我首先且必须得是身体自我（Stanton-Jones，1992）。但温尼科特却提出了另一个重要的观点：身体自我是基于身体经验之上的。依偎在母亲的怀抱里，婴儿感受到皮肤的存在，感受到区别"我"与"非我"的界限（Winnicott，1960a）。这便就有了"我心深处"等类似的概念，而身体也就成了"自我"的替代物。

没有经常被母亲依偎在怀里的婴儿可能会遭遇以下四种"难以想象的焦虑"之一（Winnicott，1962）：

- 碎裂；
- 一直下沉，无安全感；
- 无法同身体建立联系；
- 没有方向。

就本质而言，这些都是身体或动作隐喻，可能会成为身体运动或姿态的宣言书。例如，上文提到的帕特里克脊椎的"折断"就可能反映着他"碎裂"的心理。有位来访者每当焦虑的时候就会躺在地上，这也可能显示出他对"无安全感"的恐惧。上文中还提到，有些儿时受虐的孩童会觉得自己同身体分离，甚至感到自己漂浮在天花板上，看着下面发生的一切（即无法同身体建立联系）。还有位来访者，虽然视力良好，但老低着头不看东西。在即兴的运动中，她老是闭着眼睛，拖着步子，在屋里晃来晃去。事实上，她那时已经从大学里退学，对接下来的日子非常迷茫，实际上也就是"没有方向"。

威廉·赖希（Wilhelm Reich）的工作证明了"身体记忆"的存在。他认为，情绪以他称为"防御"的形式压抑在身体里面（1962）。长时间保持紧张时，防御的态势就显而易见。就好像整个身体的紧张都是为了"保持自我的完整性"。相反，身体的部分紧张则可能是为了与身体末梢的情绪"割离"。

苏珊妮讨厌她的双腿，老是把它们撞得伤痕累累。她非常厌恶它们的形状。在那个治疗球上，她老是站不稳，因为腿很僵直，抬高了重心，就容易掉下来。后来我发现，她之所以这样偏激地忽视、评价和比对自己的双腿，是因为她在亲戚当中也老是被偏激地忽视、评价和比对。

神经学的研究也表明，动作隐喻就是身体记忆的表象。感官信息在由大脑和脊髓组成的中央神经系统（CNS）进行处理。比如，眼睛捕捉到落在视网膜上的光图之后，信息立即随视神经传至大脑。来自关节和肌肉处的运动神经信息随神经传至脊髓。由于同中央神经系统相连，所以每个感官神经都有相应的运动神经。[2] 所以，每个感官冲动也都有相应的运动冲动，我们对每个运动冲动都有运动反应，即使我们动都没动。

有些运动反应是自发的，但更多的是受大脑皮层阻碍或抑制的。皮层是大脑的一部分，通常为哺乳动物所特有，有激发（我们称为）思考或认知的功能。人类的意识思维高深复杂。但人的认知若是没有情感的牵引，就不会作出聪明的选择（Turnbull, 2001）。额叶腹内侧受损伤（指大脑前部受伤，通常由急性撞击引起的，比如说摩托车事故）的人智力表现正常，但在生活选择上老是犯糊涂。这部分大脑是与情感过程相联系的。额叶腹内侧受损伤的人也能识别情感，但无法懂得情感，而且会与之前的自己有很大的不同（Turnbull, 2001）。人若是丧失了额叶功能就失去了自制的能力（Solms, 1999）。人若是在两岁前就遭受了额叶腹内侧创伤，那他不仅会经常性地作出错误的人生选择，还会丧失移情的能力，这显示出皮层对个人移情能力的培养非常重要（Turnbull, 2001）。因此，它是大脑中调节人际互动、排解压力的重要区域（Schore, 1994）。

婴儿时期我们就"学会"了这个道理，要是听到妈妈的声音或看到妈妈的脸，就知道"妈妈在这里"。这种感觉是愉悦的期盼（充满希望）、兴奋，还时常变化成"我想要"的欲望。随之而来的运动冲动可能会表现为用力地蹬腿儿，循着母亲的声音张望或张着嘴"咿咿呀呀"。这样记忆就成了"身体记忆"，以感官运动的形式表现出来，蕴含着情感意义。

斯古尔（Schore，1994、2001）的研究已经表明两岁是幼儿右侧眶额回发育的关键期，与其跟主要照顾者情感上的感知互动直接相关。照顾者对婴儿的情感回应直接影响着大脑这片区域的发育，情感回应得过浅或过深都会对大脑的正常发育造成影响。婴儿与照顾者之间的互动在大脑会形成有效的硬性关联模式，但这种模式不是简单的习得回应，而是复杂的神经通道。若是婴儿对父母的养育不适应，硬性关联就会发生变化，那么孩子长大后就容易陷入消极情绪和身心疾病，难以处理人际关系，容易冲动，难以调节情绪。

母亲和孩子早期的互动受非言语行为调节（Schore，1994；Trevarthen，2001）。舞动疗法得以运用的前提是，运动模式必须具备隐喻意义。隐喻可作为感官经验、情感和认知间的黏合剂。斯古尔（1994）指出，人在早期就把对他人的依恋态度体现在动作上，比如靠近、远离或背离。虽然这并非下意识的行为，但这些内在意义却在我们的语言里进行编码。比如我们会说"跟某人靠近点""纠缠在一块""需要点儿空间"等。而作出上述动作，就意味着我们在"回忆"（回映）我们最初赋予这种动作的含义。所以，在治疗室里建立起这种无声的、非言语的治疗关系时，重塑早期的心理、生理模式也就成为可能（Schore，1994）。

动作隐喻和身体语言

我们大多数人很早就学会从他人身上读懂身体语言。比如我知道我朋友喜欢拥抱，所以每次见到他时，我就主动去拥抱他，如果他身体僵硬，我就知道我们之间有问题了。自20世纪60年代起，就有研究对身体语言和人际交流间的关系进行了更科学的论述（比如，Argyle, 1967/1990）。例如，该领域的研究表明两个"同步"的人会使彼此的步调一致，随时都镜映彼此的姿势变化（Scheflen, 1964）。即便是新生婴儿，也会模仿母亲的说话方式（Condon and Sander, 1974）。我们可以从神经学的角度在猴子身上观察到这种"同步"倾向。当一只猴子看见另一只猴子做某个动作时，这只被观察的猴子就会发出运动冲动的信号，就好像也在做同样的动作（Solmes, 1999）。

舞动治疗师采用了一套复杂的运动观察体系来理解来访者的身体语言。这都得益于杰出的编舞师鲁道夫·拉班（1971）的理论贡献，后来的沃伦·兰姆（Warren Lamb, 1965; Lamb and Watson, 1979），马里恩·诺斯（Marison North, 1972），朱迪斯·凯森伯格（Kestenberg and Sossin, 1979）和艾格·波特尼夫（Irmgaard Bartenieff, 1980），都继承和发展了前者的理论，这些正是拉班动作分析法的基石（LMA）。

　　本书仅对拉班动作分析法（LMA）作简要概述。拉班动作分析法关注三点：身体运动（body）、动作力效（effort）、身体形体（shape）/空间使用（space）（Moore and Yamamoto，1988）。身体因素涉及动态空间（或曰触及空间）。我们都知道自信的人走进房间时如入无人境地，迅速占据大于形体所需的空间。在舞蹈治疗师看来，这类人的动态空间较大。相反，沮丧的人因难以主动与他人接触，所占据的动态空间也就相对小一些。当然，心情以及环境也会对动态空间造成影响。

　　身体因素还涉及个人同地面的关系。有的人觉得地面安全，感到不安时甚至还会躺上去。而有的人则觉得地面不安全，一躺上去就觉得会被侵犯或攻击。在设计治疗疗程时，一定要考虑到这种巨大的反差，这样来访者就不会被强制地推到他们感到不安全的境地。

　　动作力效是跟"质量"或"力量""空间""时间"以及"流动"相关的运动因素。这种因素可以是恣意的（质量轻，灵活使用空间，直接使用时间，流动自由），也可以是斗争的（力度强，直接使用空间，突然或加速对时间的使用，流动受阻或受限）。每种动作力效因素都体现着相应的功能。空间与注意功能相关。例如，我的注意力可能在整个空间里游荡（间接或灵活的恣意空间姿态），或者非常集中直接（斗争的空间姿态）。时间则与决策功能相关。例如，我可能立即作出决策

（斗争的时间姿态），也可能得费些时间（恣意的时间姿态）。而重量或力量则表现个人意图。从本质上来讲，这体现着个人的影响。例如，我可能非常笨拙（斗争的重量姿态），也可能尤为轻巧（恣意的重量姿态）。最后，流动代表着情绪和人际关系。流动可以从呼吸和肌肉上观察出来。上述例子中那个老友抗拒我的拥抱就体现着流动受阻（斗争的流动姿态）。相反，我的小儿子满脸笑容冲进我的怀里，毫不迟疑，这就意味着流动是自由的（恣意的流动姿态）。

　　拉班动作分析的训练并不总是强调动作隐喻的重要作用，但我们也很容易看到每个动作力效因素都存在着相应的动作隐喻："直接／间接""匆忙下定论／从容思考""盛气凌人／小心翼翼""畏缩／自如"。通过引入"动态共情"的方法，舞动治疗师能够提高来访者自身的隐喻交流意识（Moore and Yamaoto，1988）。在这个过程中，我们的肌肉会对我们所看到的、共情的运动作出反应，就好像我们正做着同样的动作。通过自己的身体感知这些运动，我们就能够更细致地观察到来访者传达的信息。

　　精神病专家和心理分析治疗师朱迪斯·凯森伯格（Kestenberg and Sossin，1979）"为流动"的使用制订了一套独立的韵律结构，每种韵律都对应着相应的性心理发展阶段。例如，口唇性欲韵律对应着安慰和抚摸需求。我们可以在婴儿的吮吸和丧亲之人的精神打击中看到这种韵律。口唇性虐韵律（oral sadistic rhythm）则与咬的动作有关，可以从手指在桌子上愤怒的敲击中体现出来；当人觉得某些人或某件事太烦，想立即把事情搞定时就会做出这样的动作。尿道韵律（urethral rhythms）可见于冲动控制和初学走路的孩子的走—停游戏，而肛门韵律（anal rhythms）在你屏住呼吸、叹气或扳手劲的时候体现出来。内生殖韵律（inner genital rhythms）常见于舒缓的蓝调摇摆中。至于性器韵律（phallic rhythms），当然是在性交中最常见，但在高兴地摇摆、跳跃、蹦跳中也能见到。我曾经见到在不会养育、抚慰孩子的家庭中，用内生殖韵律和性器韵律代替舒缓的摇滚韵律，结果是孩子被父母"激怒"或彼此间相互"激怒"，先是亢奋，随即演变成冲突。

运动跟音乐一样，既可是"乐句性"的，也可是连续性的。个人运动的乐句划分又可分为冲动型（主要发生在初始阶段）、冲击型（主要集中在末尾阶段）或摇摆型（在斗争和恣意的动作力效间巡回反复）（Bartenieff，1980）。例如，难以控制自己要强冲动的人就倾向于冲动型的乐句划分。

最后，"身体形态"是兰姆（Lamb）（1965）的独特贡献，展现出动作力效因素同身体周围空间的使用之间的紧密关系。个人对"身体形态"的态度又体现在形体流动（shape flow）、方向性（directionality）以及雕塑（sculpting）三点上。"形体流动"与早期发展模式相关，在呼吸中尤为明显，其特点是随着呼气吐气而有韵律地张开闭合，跟流动动作力效有关：闭合就是受阻流动，而张开就是自由流动。方向性运动说明目的明确，能融入环境。例如，向上跟轻密切相关，好比摘苹果；向下与重密切相关，好比用力压箱子盖把箱子合上；向前跟维持密切相关，好比慢慢靠近某人；向后跟突然密切相关，好比看到震惊的画面立即退后；向外扩展跟空间的灵活使用密切相关，就好比演员谢幕；向内收缩跟空间的直接使用密切相关，就好比做精细的针线活儿。塑造则意味着对环境的改造或适应，有三维性，就好比拥抱或和面那般挤成一团。

表 2.1 动作力效 / 身体形态间的密切关系

动作力效	身体形态	心理功能
流动	敞开 / 闭合	情感和关系
时间	向前 / 向后	决定
空间	变宽 / 变窄	注意力
重量	向上 / 向下	意图

表 2.1 总结出动作力效 / 身体形态间的密切关系以及它们相应的心理功能。尽管拉班运动分析体系大有裨益，但任何体系都应该接受谨慎的观察以及其他方式的检验。例如，有时候动作力效和身体形态就由文化和语境决定（Argyle, 1990）。

有时甚至没任何动作隐喻。我记得有次跟一位女性来访者交谈，那是我们的初次面谈。只要我一张嘴说话，她就会向前倾。事后同事私下跟我谈及这个情况并揣测这其中是否存有深意。后来才知道这名女性部分失聪，向前倾只是出于生理需要，为了听清楚我说的话。

舞动治疗师需要注意到观察的创造性层面，这一点非常重要。这意味着不仅要理智地"分析"运动，还要通过隐喻性描述对来访者的直观感觉进行评估。舞动治疗师运用他们的共感回应来帮助和引导这一过程。这种集合直觉、隐喻和理性的分析又可在同来访者的合作中得到检验和改进。

舞动治疗师一方面要全力避免对来访者的舞蹈进行价值上的判断，一方面还要在工作中恰当地避免美学上的追求。但是，这样一来我们又可能在他们超然、真实的舞姿中，失去欣赏和评价的能力。有位母亲和她的孩子经常一起共舞，我很多次都被他们专注的神情和优美的舞姿所打动，那种满足感如同自己上演了一幕精心准备的芭蕾舞。

动作隐喻和治疗关系

舞动治疗师面临的一项重要任务，从隐喻的角度来讲，便是保存和容纳来访者的经历，就如同一位母亲保存和容纳婴儿的经历，但这种保存是一种呼应，而不是精确的复制。

母婴关系通过眼神交流、韵律、声音、相互作用、同步以及诸如拥抱等感官运动经验来调节（Condon and Sander, 1974；Kestenberg and Buetle, 1977；Kestenberg and Sossin, 1979；Schaffer, 1977；Stern, 1971；Trevarthen, 2001；Winnicott, 1960a）。母亲通过镜映、更改或详细阐述孩子的动作和声音来作出回应。她还知道何时保持沉默、停止鼓励（Brazelton et al., 1974；Fogel, 1977；Ostrov, 1981；Schaffer, 1977；Winnicott, 1960a）。这种有规律性的融入和分离，是在健康的母婴关系中体验到的，形成于母亲对婴儿的关注中，会成为后者将来工作和休息，与他人建立关系或独自相处的蓝图（Brazelton et al., Stern, 1977；Winnicott, 1958）。

母亲和婴儿以一种暂时一致的状态共同舞动和歌唱，有人说："妈妈唱歌，孩子跳舞"（Trevarthen, 2001）。这种创造性的互动使婴儿觉得这个世界正以可预知的模式对他回应。母亲提供的镜映使婴儿能够认识到意义也是这个他们共同创造的世界的一部分。这样孩子在成长的过程中就能认识到自己并非独立地存在于世，而是与世间万物相互关联的（Balbernie, 2001）。

能得到母亲的认可并使母亲感到高兴会使婴儿有自我意识、自尊感和自豪感（Trevarthen, 2001）。相反，缺爱并因此导致的分离沮丧会使婴儿感到羞愧和愧疚（Watt，2001）。与相爱的人分离是件痛苦的事，人们在谈论时会用到与痛苦相关的隐喻。

人们注意到母亲的职责之一便是通过自己的回应来调节婴儿的情绪状态。在孩子的成长过程中，只有当母亲认识到孩子的情绪状态（唤起大脑特定的神经通道），他的共感能力和情绪自控能力才能得到发展(Balbernie,2001)。随着时间的推移，这种"激活的神经元彼此相连"的原理可使大脑中的神经通道固定下来（Balbernie，2001；Schore，2001）。毫不夸张地说，这就是"不用则废"的功能，其关键发展期就在生命的18—36个月。但是，心理治疗师仍抱有希望，认为尽管大脑的可塑性在成年期受到限制，但这个主要在前语言期习得的模式可以不断得以调整，直至生命结束（Glaser，2001）。

因此，心理治疗界经常谈及的母亲的"内化"隐喻在神经学中是真实存在的。这样，凡是与依恋和分离相关的重要情感状态都可以成为治疗的主题，成为治疗关系的本源。

舞动治疗师先镜映，然后澄清、阐释或更改来访者的运动。治疗师用运动和发声有韵律地、全方位地、高质量地回应来访者的运动和发声。治疗师的耐心尤为重要，这点在前文已有讨论。在全力构建治疗关系的过程中，治疗师不仅要忍受孕育期的不确定感，还要避免作出不确定、不成熟的洞察或在深入阶段过度刺激来访者。舞动治疗关系和母婴关系间的相似性会使来访者在回应治疗师时，感觉对方像是在自己的内心世界里扮演着相应的角色（Ryle，1990）。例如，他可能会把治疗师认作是理想的照顾者，甚或是施虐者。这种现象有时被称作移情。考克斯和泰尔加德（Cox and Theilgaard）（1997）引用派德（Pedder）（1979）的观点称，移情（transference）与隐喻（metaphor）意思相同，前者来源于拉丁文"改变（trans）"和"传递（fereo）"，后者来源于希腊文"改变（meta）"和"传递（phora）"。两者都意为"超越"。

　　治疗师所体验的相对角色又常被称作反移情。在舞动治疗（以及其他形式的心理治疗）中，这种体验过程又被称作"躯体反移情（somatic countertransference）"（Lewis，1984）。治疗师在体验这种反移情时，要么通过舞蹈，要么／或者通过生理感觉（无论是否有明显的情绪或态度关联）。这种反移情必须经过临床观察加以分析，这样对它们的认识才能更加透彻，对来访者的认识才更加清楚。在小组中，治疗师的这种躯体反移情是对荣格所谓的"集体无意识"的反应（Jung，1990）。事实上，"躯体移情"不仅仅指相互角色的体验，还指角色认同或以人为中心的传统中所谓的"共感"（Wilkins，2000）。下面举例来说明：

当我同组员一块跳舞时，我感到身体很沉，就像瞌睡了一样。我知道我昨晚睡得很好而且在跳舞前状态都还不错，所以就想着肯定是跟小组的治疗过程有关。按照以往经验来看，瞌睡与逃避有关。当问到大家今天感受如何时，我突然觉得自己那股活力又回来了。大家都表示今早出于对生活某些方面的强烈愤慨，一直处于抵抗情绪。所以整个上午，我们都在抵抗情绪中舞动，把我们集体比作踏上英雄征程的卫士，勇敢克服和面对我们每个人生活中的困难。

动作隐喻和精神维度

有争论认为，舞动治疗存有"精神"或超个人维度，大多数情况下使用的术语是来访者与治疗师之间的"无意识连接"（Lewis, 1988: 313），常见的表达方式是类型化的语言（Jung, 1990; Chodorow, 1991）。

情绪类型包括悲伤的空虚、恐惧的深渊、愤怒的混乱、鄙视或羞耻的疏远（Chodorow, 1991）。每种意象都有其对等物。例如，有意识悲伤的空虚情感对应着无意识的自然之美。同样，深渊对应圣山，混乱对应有秩序的宇宙，疏远对应乌托邦的交融。这些平衡力量展示着"一个祖露的、完整的自我，这自我从人类灵魂的原始深处出发，朝着最高理想进化"（Chodorow, 1991:93）。

真实动作（Authentic Movement）尽管不是严格意义上的舞动治疗，但影响着许多舞动疗法的实践者。它并不依赖任何设定的动作，仅鼓励舞者在旁观者的注目下随心舞动。真实动作源于荣格学派的概念，促使"集体无意识的具体化"（Adler, 1996:84）。这一过程是很有必要的，因为我们无法忍受与自己的精神、与他人相分离的痛苦、孤独和绝望（Adler, 1996:85）。

我一直都在把自己的精神生活融入工作，这得益于成年早期各种冥想和治愈实践，以及过去 20 多年来贵格会的影响。贵格会（现又称教友会）相信每个人都有灵性（神性）。所以初次与来访者见面时，我都会放下对他的预判，从我的内心去接触眼前之人的内心。这样，我就可以想象我们都被接入了"灵性的泉水"里，彼此都可从中找到启示和指引。唯一的区别是我作为治疗师，任务就是按照来访者的指示帮助他疏通那片能量田，使他真实的自己能更充分地展现出来。根据我同心理剧治疗师的讨论，我对来访者的"调谐"跟他们"心电感应"的概念是相似的（参见 Wilkins, 1999 对这一现象的描述）。

当然，这种精神连通是真的还是仅仅是隐喻尚有待讨论。但是这种观点使我的目的变得更为明确，那便是我从自我的需求外部回应来访者，与他无言、象征和隐喻的交流保持一致。

总结和结论

本章中我仅在创造性的变化过程中探讨舞动疗法理论中动作隐喻的概念，对言语心理疗法的理论或儿童发展着墨不多，但这并不意味着它们与舞动疗法实践毫无关系。凡是论及上述主题的重要著作都会论述到其重要性。我的意图只集中在我的中心理论上，那就是舞动疗法本质上是种心理疗法，由治疗关系中的创造性过程调节，并使用动作隐喻作为其核心工具。在建立了这样的理论背景之后，就可以开始我们的舞动疗法实践之旅了。

注：

1.本处中"母亲"一词意为首要照顾者。这一角色主要（但不总是）由亲生母亲担任，有时也由其他人担任。此外，家庭中其他关系也会对该角色造成影响。

2.关于姿势保持的操作系统，详见米克姆斯（Meekums，1977）。

第二部分

旅　程

第三章 准备：热身和开始

本章将介绍舞动疗法的初始阶段。第二章已介绍了该创造性过程的准备阶段。本章我会用个人临床实践中的案例材料来阐明我的观点。本章以及接下来的两章内容来自我的临床经验，属于个人方法。这不是实行舞动疗法的最后定论，当然这也不能替代正规培训。目前我的研究一直是基于临床需要的辩证发展。在成年人精神病治疗中，当我发现我在放松训练中使用的那些动作（与"真实动作"十分相似）不奏效时，就不得不在我所掌握的技术中寻找别的有用的东西。此外，我发现基于内部想象的即兴发挥对某些人很奏效，尤其是那些在工作、人际关系等方面有很好能力的人（从心理动力学上讲，这类人拥有"自我力量"）。我根据来访者的需求发展出我的舞动治疗"容纳"法，下文将详述。这类来访者的行为和认知对他人或自己构成威胁，他们包括（但不局限于）以下人群：精神健康症状类似于边缘性人格障碍（American Psychiatric Association, 1994）。

正式评估

对新来访者进行正式评估与否依据当时的具体情况而定。舞动治疗师们的工作环境广泛多样。我的临床经验包括了从急性精神病学那样的开放团体治疗到以舞动治疗为主要心理干预的个人治疗。

接下来我将通过对一个开放式住院团体首次治疗的描述来阐释这两者的不同：

我并不知道这周谁会过来。上周我看见贝瑟妮在一位病房工作人员的陪同下去购物了。霍华德是昨晚才住进医院的，因此病房工作人员，包括负责向我汇报病人信息的护士都对他还一无所知。我迅速浏览了一下社区护理协调员对他所作的危险评估，这是病房对其病历保管的副本。工作人员认为没必要对其"特殊"对待（也就是进行频繁的观察），加上这份危险评估报告，我确信他对自己或他人将不大可能造成危险。得知他下周可能就离开这里，我决定请他加入我的团队。这或许是他能够从我所能提供的东西中获得些什么的唯一机会。我对他的参与过程进行了观察，希望我在多项训练记录本上的记录对其住院期间的综合评估能有所帮助。

舞动疗法心理治疗干预评估与上述情形恰好相反：

　　哈里特和我在见面之前彼此已经有一些了解。她是由社区护理协调员介绍给我的。社区护理协调员认为舞动疗法对她来说可能比较合适，因为她的症状主要集中在身体部分。哈里特患有间歇性人格解体，她自己的描述是感觉与身体脱离，通常还会觉得"不在此处"，对于发生在自己身上的事，感觉自己就是一个旁观者。她的饮食极不规律，有时候由于压力，她还会拿烟头烫自己，这样的生活已经有好几年了。此外，她还酗酒，醉酒后就露宿街头，使自己经常身处危险之中。

　　我已经约了她，并给她发了一张到达此处的地图。工作室虽小，但并不单调，窗户上挂着亮白色窗帘，咖啡桌旁摆了两把安乐椅，还有几幅艺术品，牢固地钉在墙上。钉得牢固主要是为了让来访者放心地使用目标道具（包括一个大软球）去砸墙壁。墙上放了一台录像机以及一个顶置麦克风。我们一坐下，哈里特就发现了这个设备，我跟她说设备并没有开启。我还向她解释道，长期以来，我在工作中确实使用这个设备，但是它的使用有一个条件，即在当事人感觉自在放松，并且签字同意的情况下才使用。拒绝用摄影机并不影响治疗，我再次向哈里特保证我今天不会问她是否使用摄影机，但是如果她想知道更多关于摄影机的问题，比如如何使用以及使用的目的是什么，我是乐意奉告的。

随后，我对她说："今天的见面可以称为评估面试，这并不是测试，答案也没有正误之分，我们的共同目的就是弄清楚舞动疗法是否对你有帮助，看看经过努力，你是否会对你自身以及生活有所改观。"我对她说，通常情况下，我至少要跟病人见上两次面，除非一开始我们就都知道这个方法不行。我还告诉她，一旦我们发展到了开始阐述如何治疗这个阶段时，我会给她的护理协调员起草一份报告，但在报告打印寄送之前我会再次约见哈里特，并把报告内容念给她听。我告诉她，我还会给她的全科医师（医学方面的）寄一个副本，如果她有精神病医生的话，我也会给他寄去一份。

若与我首次会面的来访者是国家医疗服务体系（NHS）范围之外的人，那么我需要联络的人员名单可能会有所不同，视情况而定。有时，我还会给来访者寄去一封"复述信"备存。信的内容类似于处方，是基于认知分析疗法（Ryle, 1997），非常个人化。图3.1就是一封虚构的"复述信"。

亲爱的哈里特：

当你来找我探讨舞动疗法是否能够治疗你的病情（时常觉得与身体脱离）时，长期以来的"虚无感"已令你相当痛苦了，并且随之而来的还有非现实感（似乎你自己只是一个旁观者而非当事人）。你还告诉我你要么会让自己饿得饥肠辘辘，要么就会狂吃不止，而且，最近你开始在狂吃之后就让自己大吐起来。这让你对体重有更强的控制感，但你并没意识到这么做会给你的健康带来副作用（它可能会令你营养不良，血液电解质的失衡可能致你患上心脏病，而且还会给食道带来伤害）。长期以来，你经常因为压力而灼伤皮肤。你觉得这么做会让自己感觉还活着，然而，这么做更让你觉得自己一无是处。这就是你想要改变的东西。

为了理解这些方式，我们来看一下在你成长的过程中，你的生活是什么样子的。你向我描述在 11 岁之前，你的童年生活十分幸福。11 岁那年，你被送到了寄宿学校，在这里你饱受欺负，并被叫作"胖子"。后来你发现你可以忍住长时间不吃东西，并且学会了将食物藏起来，这样学校的职员也以为你吃过了。这一策略非常有效，纵使父母的离婚给你带来了创伤，但这个策略还是挺管用的。但是，14 岁那年暑假，你遭到了一位新同学父亲的强暴，并且怀孕了。就在圣诞节前，此事被学校的一位职员发现，在一片羞辱声中，你被送回了家。你千方百计地向父母隐瞒你怀孕和辍学的事情，因为你也认为就像那个男人说的那样，他强暴你是因为你的裙子太短，这都是你的错。你以洗热水澡和喝你母亲的杜松子酒的方法来让自己流产。接连几个星期你都装病，借故推迟返校，你希望你的月经可以奇迹般地出现。最终，怀孕的事还是被你母亲发现了。你继父得知此事后，也对你实施了强暴。你早产了，诞下了一名女婴，但已胎死腹中。

此事之后，你自我厌恶的情绪更加强烈。你的情绪跌到了谷底。你甚至想到过自杀，但你没有这么做，你开始偷偷喝酒、抽烟。有一次，在醉酒之后，你拿自己的胳膊来捻烟头。有那么一会儿，你感觉良好，你觉得你自己所谓的坏已经得到了惩罚。灼伤的疤痕比起内心情感上的伤痛更容易理解。自残变成了你的一种生存方式。你开始着穿长袖衣服来掩盖这些疤痕，而且开始和很多男孩上床，但你这么做并不是为了享受，而是因为你感觉自己被"利用了"，如果不采取主动的话，就可能再次被"利用"。你学会了通过与自己的感觉相分离以及使用幻想的方式来应对。这就慢慢发展成了在我们见面时你就向我描述的"与身体脱离"的感受。

在我看来，目前你所面临的最大问题就是逐渐与自己的身体疏远。你不但从自己身体上已得不到任何愉悦的感觉，而且还极度讨厌这具躯体。我们的目的就是使用舞动疗法，帮你通过自己的身体来容忍某些感觉和情绪。这对于治愈多年来其他人对你造成的伤害将会是一个重要的开始。我们还会通过你以非语言交流传递的信号而对你进行最大限度地保护。你完全掌握着我们的治疗过程。有时当你回想过去的时候，居于这具躯体让你觉得可怕；有时你甚至认为我会对你构成伤害。在某种程度上，你还可能伤害我，尽管你可能是无意识的。或许，当那些应该关心和保护你的人不能尽到职责时，你希望我是一个完美的人，能够给你关心和保护。当你发现我也仅仅只是一介凡人的时候，你或许会失望。而且，直面治疗的结束也许并不那么容易。

无论在这次探索之旅中我们面对的是什么，我都被你这么多年来的生存力量深深震撼。我确信你能渡过难关。比起你向我描述过的"生存"，你值得拥有更多。你应该活着。

你真挚的朋友：

邦妮

图 3.1 给哈里特的回信

接下来这部分评估时间里要做的事情主要根据我已掌握的信息以及来访者的需求来决定。接受转院个案所接收的书面信息和在评估性面谈中，我基本上都会涉及以下几个方面。

1. 舞动疗法的相关信息

我描述的是一个典型的舞动疗法过程。我解释说，长期以来我们都是从热身开始，利用热身来动员和刺激身体。热身之后就到了更具创造性和象征性的工作，这个工作形成于热身活动[1]或者之前周期中的主题。在整个周期的创造性／象征性阶段[2]，我们常常会使用道具。工作室里的道具要放在来访者容易看到且能向来访者指出的地方，而且要能被来访者操作，主要包括大型理疗球、小型的如足球大小的泡沫球、呼啦圈、弹力布和扇子。

我要向来访者说明，在创造性部分结束后，进行的是一种从动作材料里获得的有机发展。届时，我们就会坐在一起，讨论在此过程中发生的一切，包括任何具有象征性的内容。在整个周期的创造性动作阶段，有些内容可能会用言语表达出来。然而，在这一阶段，我们的主要任务不仅仅是提高来访者对动作的象征性内容的意识，还要检查在日常生活中如何使用这种洞察力，尤其是为了达到我们在评估中设定的目标。

在评估的某个阶段，我会请来访者热身并进行道具训练。同时我要强调的是，我给来访者建议的训练动作于他自身并无害处。在此期间，关注个人身体暗示十分重要，如有任何不适，则应停止该动作。鉴于部分来访者易于忽视身体上的疼痛，我还会一一询问他的医疗条件；同时，我还会对来访者的动作进行督导，建议他适时调整以避免关节或肌肉紧张。

2. 个人历史

我要求来访者以叙述的方式简要描述个人历史。这个过程更像是一个谈话，在此期间，我偶尔会打断他，让他就某个问题进行说明。作为一个"倾听者"，我不仅用左脑倾听"事实"，而且用右脑分析主题、隐喻以及来访者的非言语交流。通过这些，我绘出一幅图画，以表现来访者的现状是如何发展而来的，为了应对生活经历，他早期的尝试使他形成了什么样的生活方式。有一点非常重要，那就是务必使来访者从那些不可避免的痛苦遭遇中引发出积极的人际关系和身体／运动体验。在我的经验看来，只要来访者拥有至少一段积极的人际关系和某些积极的身体记忆，那么这个治疗就很有可能成功。积极的人际关系可能会变得理想化。例如，要是已故的祖母还在，她就可能会被构想成潜在的救助者。在这个环节中，来访者通常要么把我理想化，要么认为我会伤害他／她，而不是把我看作一个易犯错但本性并不坏的普通人。这就将治疗的重点放在了治疗性的运动关系上。另一方面，来访者如果知道人类易出错，那就说明他已经有了充足的积极关系经验，从而可以和我们一起克服这种不可避免的错误。如果是这样的话，我就可以作为一个目击者，引导来访者关注不同的焦点，比如引导他再次爱上自己的身体（别忘了，我们大部分人在婴儿时期，当首次发现自己身体的时候，都是很欢喜的）。

3. 危险评估

心理健康的核心工作者或卫生保健协调员在将来访者送交舞动疗法前，可能会事先对来访者做一个危险评估。但如果我没见到来访者的危险评估，我会亲自来做。任何情形下，我都想知道这个治疗将如何影响危险问题。这里我所考虑的危险不仅包括来访者对自己，还包括对他人造成的潜在危险。对于如何实施危险评估，我就不在本书详细论述了，这需要专门训练。然而，必须明确一点，即和来访者动作的客观评价比起来，来访者动作的意义更为重要。例如，来访者一段时间以来感觉生命无望，觉得自杀是唯一的办法，就会仔细地研究如何实施自杀，那么过量服用的药物是相对无害的中草药就无关紧要。如果他认为服药过量就会致命，那就是他的意图。这种人会再次尝试自杀，除非有人或有事对其加以干涉，使其对生命的看法有所改观。而从另一个角度来说，若来访者选择用自残的方式来转移那种可以预见和理解的事情所带来的精神痛苦，那么这种行为就不是企图自杀，而应该是一种求生策略（Spandler，1996）。因此，我会询问来访者如何应对压力，包括在可能的选项里，他会选择何种方式来缓解压力。我还会询问他是否设想过这个治疗可能会带来一些难以应付的困难和感觉，并且提醒他，在治疗过程中，好转之前的痛苦感觉属于正常反应。我经常会将其比作流感"治愈转折点"或者清洗一个深伤口。但是，正如处理流感和伤口，你不能只进行一半就又返回原来的处理方式而不去面对真正的危机。真那样做的话，事情会变得更糟。我还会问来访者一些直接的问题，比如他如何应对愤怒，是否在某种程度上将其引至自己身上（如何／何时），或者以不太得体的方式将气撒在别人身上（如何／何时），或者他是否有能力处理愤怒。甚至有时我还会直接问他，是否有故意伤害自己的行为，例如，划伤、烧伤皮肤，打自己，暴饮暴食。如果有，我想知道在什么情况下他会这么做，这么做的频率以及最近的状况。这样我就可以开始研究，看看他这么做是不是有固定的模式。我还会了解他的药物使用情况，非法以及合法的（包括酒、烟、咖啡）。令我感兴趣的还有以下方面：来访者在沮丧的时候会去找谁；他会跟谁讨论治疗的事情；那个人会支持他接受治疗，还是会搞破坏？

4. 动作侧写

这是舞动治疗师以及其他在动作观察中的受训者特有的技巧。第二章我已经简述了动作观察。图 3.2 是虚构人物哈里特的动作侧写。

> **说明：√表示出现过这个特质**
> 来访者姓名：哈里特·史密斯
> 侧写员姓名：邦妮·米克姆斯
> 侧写日期：2000 年 1 月 1 日
>
> **身体姿势**
> 下沉姿势√
> 过直，僵硬的姿势。

自然直立姿势

封闭姿势（部位）√（身体前倾，双手在腹前交叉）

开放姿势（部位）

左／右分离（列出行为表现不同）

上／下分离（列出行为表现不同）√（下半身稳定，即使上半身处于相对不稳定的状态）

对侧行走√（减少）

无对侧行走

怪异或重复动作√（右脚不停焦虑地抖动）

空间运用和身体形态

个人空间小（少用个人空间，与人互动困难）√

个人空间中等（无非言语互动）

个人空间广阔（潜意识地入侵治疗师的个人空间）

分散或不清楚使用空间

线性地使用空间

塑造、模塑式地使用空间

动作力效的使用

强力（推、拍）

轻力（做精细针线活、吹泡泡时）

直线使用空间（眼神交流、指示时）

灵活使用空间（环顾四周、用手画弧线时）

加速／急速（快速反应时）

减速／持续（在不着急的时候）√（反应迟缓，犹豫不决）

束缚流动（退缩、身体紧张、控制动作）√ ++

自由流动（与运动一起，被抛弃感）

节律使用

口腔性欲（摇摆、击打、吮吸）√

口腔性虐（咬、紧握和松开拳头、抠挖肌肤或指甲、拍手或脚）√

尿道性欲（无法停止，也不能间歇喘气）

尿道性虐（走走停停节奏很明显，言语过后保持沉默）

肛门性欲（例如，双手拿一片纸将其弯折、扭曲）√

肛门性虐（屏住呼吸，然后全部释放）

阶段划分

冲动（重点在开始阶段，例如，突然离开座位）√

冲击（重点在结束阶段，例如，得出一个立论时，借助拳头、手掌来表达）

摇摆（例如，一方面这样，另一方面那样，并用手势演示）

动作隐喻

"我不敢伸手去碰他人，因为一旦我那么做了，我就会失控，可能受伤或伤害别人。"

简要总结

哈里特的陈述可能受到陌生环境对她的影响。她个人空间小、血液束缚流动以及封闭姿势表明她很谨慎小心。对口腔节律的使用表明她需要自我安抚，但是让其使用施虐节律，任何尝试都可能有破坏性。在冲动节段的使用中，明显看出她对冲动行为控制力很差。她的综合动作隐喻见上文。

对此项治疗我将关注以下三点：

①通过共同的动作并参照哈里特对该动作的耐受度和控制度，进行联合治疗。

②通过掌握动作来逐渐发展冲动控制，重点放在节律结构（包括尿道节律）的控制。

③探索人际关系问题以及获得、占有和放手／结束主题。

图 3.2　哈里特的动作侧写

舞动治疗师们对来访者动作练习的观察，为基于动作隐喻的配套干预提供了临床可能性。动作侧写对于舞动治疗师而言就如同认知行为治疗的书面诊断，认知分析治疗师的复述，心理动力治疗师的心理动力疗法。也就是说，动作侧写对来访者的表现进行了解释分析并给出"治疗"指示。目前，动作侧写给出的信息包括现在的态度、发展阶段、相关问题的应对方式和类型，它与认知分析疗法的重述最为接近。认知行为疗法对来访的互动方面不太重视，心理动力学疗法则更强调心灵内部现象而非行为。尽管认知分析的复述和基于动作侧写的舞动疗法之间有共同点，同时也有显著差异。我所使用的舞动疗法基于动作隐喻，它不仅使舞动治疗师，也使来访者自己洞察来访者当前生活的核心问题，了解其对治疗关系的相关性以及这些洞察将如何在舞动疗法中发挥指导作用。动作侧写支持口头获得的信息，这些信息使来访者、治疗师在舞动治疗的时限内（20到24次）共同找到1～2个主要焦点。

短期治疗与长期治疗

目前，我在国家医疗服务体系（NHS）的大部分工作是在一定时限内集中干预，但是，需要的时候，我对来访者的治疗期限也可延长。但这也需要根据发展策略来定，即要考虑到综合财务和临床情况。财务方面主要是为了使治疗省钱，简化服务并使其效率更高。临床考虑是我最初抵制的一个方面，常与童年缺乏关爱和情感的来访者接触，很容易认为长期治疗可能会提供"再父母"的机会。来访者通常要花好几个月时间才能完全信任我，因此在初期提供的时间里，我无法对其进行更深层次的洞察。然而，在对赖尔（Ryle, 1990/1997）和其他人的工作了解之后，我确信即使面对有着痛苦过去的来访者，肯定也还有一种更为快捷的方法。我一直提醒自己不要有拯救他人的心理，因为这样可能会使来访者失去自我解救的能力。著名戏剧治疗师苏·珍妮丝（Sue Jennings, 1996）关于这个主题的文章使我很受启发，某些咨询师所提供的简短工作也会令我震惊。他们挑战了个体的"价值条件"，从而促使治疗向积极方面转变。

个人安全

个人安全对于治疗师来说十分重要，尤其是遇到新接手的来访者。部分原因是来访者在第一期时可能已进入了唤醒状态，焦虑会导致他基于先前经历作出一些预设。例如，若来访者先前从其他人那里遭遇过攻击，无论由于什么原因，他可能认为会从治疗师那里得到相同的对待。这会造成他的高度警觉，从而引起线索误读。来访者的应对策略之一可能就是在自己遭受攻击前先动手，无论是言语还是肢体上。

在对来访者进行首次咨询时，治疗师通常选择坐在靠近门口的位置。如果可能的话，还有一名备用治疗师，他可能就在附近办公室工作。还要注意的一点是在此过程中，尽量采用非对抗性的身体姿态，即身体不要前倾或后靠，坐的姿态放松，所有动作不要太大，调节声音语气和缓并且眼神要温柔。治疗师的眼神要放松，并对来访者的整个动作进行观察。在任何新情况（监管、治疗或训练）下，治疗师都要感觉安全，一旦感觉不安全就要慎重，可以立即中断任何引起不安全感的访谈。例如，来访者突然起身离开座位并走向治疗师，就意味着他可能会发起冲动性的攻击行为。

这里我要强调的是，这些简单的安全规则，并不意味着接触的所有来访者都是有危险的。任何情形下都需要谨记这一点：治疗师的权力相对较大，需要使来访者处于舒适的状态。

安全空间

来访者的个人安全也很重要。室内地板应着重考虑其安全性，有弹性的地板虽然比较少见，但却是最理想的。在进行舞动练习时，治疗师应时刻注意地板带来的不安全问题。尤其需要注意的是英国国家医疗服务体系中的地板的危险性，因其上面是一层混凝土，在练习时，膝盖或其他脆弱的关节很有可能会受伤。在这样的地板上进行练习时，最好不要跳跃或踩脚，尽管大多数普通运动鞋会降低该危险系数。

跟空间中的身体安全一样，个人隐私保密也十分重要。因此，练习室不应有太多的监控，室内应多布置一些窗帘或百叶窗，墙壁应有一定程度的隔音效果。而且，工作人员应注意避免对练习的打扰，比如下面的情形：

> 这是第二次病房治疗，处于治疗过程的中间环节。艾薇边握着我的手跳舞边跟我讲述她如何爱她的家庭。突然，一个护士闯进来走向艾薇，并大声对她说她现在应该去散步了。所以，我决定下周在门上贴张免扰便条。

这种情形比较棘手，要考虑到各个方面。也许那个护士还只是个新手，只是按照那个病人的护理计划行事。我的团队刚来不久，而且可能由于轮班模式、休年假、生病等原因，并非所有员工都能完全意识到它的存在。20 世纪 90 年代初，在当时的大环境下，护士并没有充分认识到保护病人、保护病人隐私的必要性，最多也只觉得这仅仅是一个舞蹈课而非舞动治疗时间，当然他们也就不会认识到后者对于来访者意义重大。治疗师坚持关闭门窗以及张贴免扰便条的做法会令他看起来有点"矫揉造作"或者"故意装神秘"（Meier, 1997）。采取强制措施无益于多学科合作。尽管专业团队间的对话能取得不错的成果，但前提是双方要去理解对方的专业限制和职业道德。我曾经见过这种对话，在很长一段时间里都取得了不错的效果，从而形成了普遍良好的"治疗型"医院环境，双方相互尊重，提升双方的价值。

许可问题

　　我曾经遇到过一个特别困难的情形。那是在去病房休息室对来访者进行治疗时，病房里都是些65岁以上的病人，大都有许多精神健康方面的诊疗需求。进去之后，我恭敬地问了一位来访者，我是否可以把电视关了。得到的回答是："不行，去，到一边儿玩去！"这让我想起了小时候住在我家隔壁的老人，总是不让我在他们家附近玩耍。一瞬间，我又回到了那里，此刻我不再是那个恭敬的为老人治病的治疗师，而是在被命令去别处玩耍时满心憎恨且野蛮的8岁小孩。当然，这种感觉只是短短的一瞬间，也并没有表现出来。我回过神来，现在对于那位无法控制环境身处绝望境地的人，我更加感同身受。后来，我被允许继续该治疗，刚才那位女士好奇地看着我，最终也加入了进来。

　　许可形式问题会频繁出现。因此，在书里使用案例材料（比如本书就使用以监控和训练为目的的录像材料）之前，最好取得来访者的书面同意。然而，若对方是一位脆弱的年长一点的女性，这种恭敬的姿态则会让你、她犯难。尽管我已再三向她解释这样做的目的，但她始终认为一旦签字，就会被送去医院，从此再无自由。这种情形下，较为明智的做法就是找个人来做劝导工作。然而，这需要占用医院职工、家人或志愿者的时间，而且并不一定总是奏效。

与来访者接触时间较短时（例如在开放病房的某次治疗中），文书工作（让病人签字）会变得很麻烦，该项工作消耗的时间远远超过治疗接触的时间。在说服来访者同意使用案例材料的问题上，我还未找到一个完全满意的解决办法。目前，我最好的尝试就是通过某种方式对叙述进行伪装并使用混合案例。

治疗关系

治疗关系是在舞动治疗过程中建立的。罗杰斯（Rogers，1957）确定的治疗条件是治疗关系中的一个重要方面。因此，治疗师得努力为来访者提供无条件的积极关怀，传递真实的温暖，在一个真实的人际关系中利用自身。威尔金斯（Wilkins，2000）认为，不管什么流派，在交流过程中，心理顾问和治疗师对病人无条件的关怀是最为重要的治疗因素。深受人文范式的影响，我尽量让自己"真实"地面对来访者并谨记自己的职责。

有时可以适当地告诉对方，我也有孩子，能体会母亲在平衡自身需求和孩子需求时的难处。但是在有些情况下，最好不要过早给出这些信息。在来访者面前我总是避免"聊"及我的孩子，即使对方试图让我那么做。我觉得这样做会让我们的关系变得不专业，从而无益于治疗，除非来访者的言语和行为实在是感动了我。但这有一定的界限，我不会因为他的遭遇而震惊不已或情不自禁地抽泣，或替他表达愤怒。总之，作为治疗师我的反应不能太过，至少不能将潜在的内心情绪完全展示出来，也不能展现得比来访者更厉害。总之，自始至终，我都应该表现得泰然自若。

舞动治疗师尤其关注治疗关系的非言语方面。这里我要强调的是并非每个姿势的转换都是有意识的。在与来访者的言语互动中，我经常会"突然"意识到我已采用了镜映态势或者转换了位置，几乎与来访者同时发出叹息。想要达到这一程度上的移情并不容易。

然而，舞动治疗存在有意识的移情反射，认识到这一点得益于玛利亚·雀丝（Marian Chace）的工作，她描述了在舞动疗法或者"镜映态势"中的移情动作反射（Levy, 1992）。利用这一方法，治疗师就可以随来访者而动，并反射出他动作的某些特质，当然没有必要完全模仿。这些反映出来的东西通常是出于他的直觉，对该来访者而言，这可能至关重要。或许为了阐释某些新的可能性，这在某种程度上会被放大或修改。不妨引用莱维（Levy，1992：25-6）的一段话：

> 崔丝会认真观察来访者的非言语及象征性交流，并对这些言语和交流进行延展和分类，她表示这样做可以使她"就在"来访者情绪激动的时刻立即与之会面，这样就可以更加深入和真实地理解、接纳病人。从本质上来看，崔丝是在用行动告诉病人："我理解你，我听到了你的心声，没关系的。"从这点来看，她这么做有助于证实病人自己当下的经历。

我自己临床工作的一个案例就阐明了莱维的这一观点。这个小插曲还强调了"看"与"被看"的作用，我认为这两者是心理洞见的生理基础和隐喻。互相凝视以及婴儿时期母亲的微笑对于正在发育的孩子来说，都是早期镜映的重要方面，影响积极的自我评价以及后来的感情调节（Schore，1994/2001）。

> 一直以来，约翰的父母只喜欢他的哥哥，对于约翰取得的成绩，父母总是视而不见或者将其贬低，父母的这种态度使约翰深刻地认为自己永远不够好。慢慢地，约翰就

形成了一个强迫性的习惯，总是在镜子前面检查自己的容貌。而且他学着父亲那样傲慢地对待他人，典型的动作就是将下颚回缩（拉开自己与别人的距离）或者上扬（不屑一顾），目光凝重，嘴唇翘起，期间还用讽刺的语调说些伤人的话语。他从来不管自己的反应会给其他人带来什么影响或伤害。

我认为约翰的问题与他自恋情结有关。他用抬高自己蔑视别人的态度来掩饰自己的一无是处，但恰恰是这种态度又造成了对别人嫉妒性的攻击，从而使他的问题一直存在。

我决定采用路易斯·伯恩斯坦（Lewis Bernstein，1986）针对自恋情结的建议，对其进行动作反射。我注意到，当他开始学习动作时，他就会立马转身背对着我，这样我也被迫背对着他（无法看见他），我从背面模仿他或者跟着他动。因为他离墙很近，我无法正面对他，而且我觉得面对面会太直接了，所以我选择在他旁边移动。

当他停止动作的时候，我也对我的观察进行了反馈，然后建议我们进行重复练习。当时我发现他似乎在问我，他是否可以靠得更近些。我们再次一起舞动，几秒钟之后，他停了下来，泪如泉涌。我问了他此刻的感觉，他答道："以前从未有人和我在一起。我从来都是一个人。"

签到

每次治疗开始时，我通常都会进行签到登记。这可以让组员们分享感受以及一些重要信息，某些组使用口头签到，但有些组则完全要求非口头签到。简单的登记形式就是让组员针对今天的感觉做一个动作。整个组要反映出每位组员的个人贡献，将其作为表达移情的一种方式。

热身

热身阶段，我会播放音乐，并让团队跟着音乐进行以下部分或全部动作的练习：

- 让身体向各个方向伸展，并与周围空间融合，同时让四肢向身体中心靠拢。
- 晃动身体部位，让其放松和唤醒，同时按摩、轻拍身体以提升对身体界限的注意力（从哪些部位开始，又从哪些部位结束）。
- 脚部练习以加深与地面的接触，提升稳定性。
- 轻轻扭动、弯曲脊柱，并使其伸展，提升校准感和与身体接触感。
- 使动作与呼吸相协调，提升呼吸意识并使其与动作有效配合。

- 放松和激励运动过后使身体适当拉紧以促进循环。

- 摆动双臂形成流动感，使动作放松。

- 开始象征性动作，例如，双臂伸向空中，好像去触摸东西的状态，或抖动双手，好像要抖掉手上某种东西。

热身活动结束，我们会一起就以下部位进行练习：对来访者形成有意义的身体部位，或者被忽视但来访者仍需练习的身体部位。

容纳

治疗初期重视安全条件的布置，良好的安全条件利于来访者随后探索自己需要探索的东西。"容纳"通常被称作安全条件之一，但我的意思并不是约束来访者的行为。有时候可能会用到身体约束，例如当来访者对人有身体侵犯的时候。然而，若治疗师对个人安全（见上文）比较重视，这种情况将很少出现。

这里我所提到的"容纳"在心理动力学和隐喻方面的意义更重大，它与来访者的需求（舞动治疗材料不是一切）相关。这一想法主要是为了提升内控点，对来访者来说，就是使他感觉能够控制自己的冲动和反应。还有一点，就是提升凝聚力、清晰的界限意识和良好的自控力以应对来访者遭遇分裂时的精神健康需求。

对那些有边缘性人格障碍的人而言，包括自残在内的冲动行为可能是一种常态。有时，心理健康服务会对其使用被视为具有侵略性、审判性和惩罚性的外部控制。而大多数呈现出与边缘性人格障碍类似症状的人，通常都在童年时受过虐待（Beithchman et al., 1992; Green, 1993）。而这种服务会再现来访者的受虐经历，并进一步令来访者丧失个人应对的力量。不少心理服务中心已经开始意识到了这个问题，正采取措施提升职工在这方面的意识。有些领域在不断探索新的服务，旨在帮助来访者应对入侵思想和分离状态。分离状态的主要表现：与身体疏远，而且伴随着不切实际的感觉或过去痛苦的再现，似乎此刻自己正在遭受那种痛苦经历。

我这里建议的容纳方法与这种新的服务方式相适应。容纳法的目标如图 3.3 所示。

√ 在治疗进行的活动中，强化来访者个人参与和退出的权利。
√ 使来访者能更好地控制他的冲动行为。
√ 提升身体感知和感官触觉来应对人格解体（与身体疏远）。
√ 强化身体／自身的界限。
√ 提升身体界限的控制意识。
√ 在舞动治疗团队中，在抑制和辅助功能方面提升团队意识。
√ 减小由情绪问题带来的影响。
√ 增加积极的肢体活动。

图 3.3　舞动疗法的容纳目标

我在舞动治疗中所运用的容纳技巧，总结如图 3.4 所示。

√ 团队协商约定。
√ 保持严格的时间界限。
√ 说"不"的权利。
√ 使用韵律结构。
√ 使用"停止和走动"。
√ 使用道具进行心像描述。
√ 身体界限。
√ 呼吸技巧。
√ 触地技巧。
√ 探索个人空间。
√ 重新定向能量。
√ 象征性的工作：获得、保持和释放。
√ 团体共享动作（圆圈队形）。
√ 结束即兴动作。
√ 编舞。

图 3.4　舞动疗法的容纳策略

1. 团队协商约定

这些可以切实保证参与者的安全，例如：

安吉拉来第一期舞动治疗的时候就顾虑重重，而且令她意想不到的是，她的一个邻居也在这个团队。她们住在紧密相连的同一个社区，每个人对对方的事情都了如指掌。我告知她我们团队将对所有治疗内容保密，这才消除了她的疑虑。我们花了些时间跟她讲明这么做的意图。根据以往的临床经验，我知道较明智的做法是询问一些团队互动的问题（无论这些问题是否会在治疗中出现，但都与治疗

相关）而不谈及其他。我还告诉她，我们对于团队人员名
单也会保密。团队人员可以跟自己所爱的人讲述个人经历，
但是在他们的谈话中是不能提及其他人的。我跟她解释了
保密要求，在接受临床监控帮助我了解团队人员的过程中，
我只会使用来访者的姓，而不用他的全名。考虑到每个个
体的需求，我会和整个团队共享重要信息。如果我为某人
（包括那些比较脆弱、不在团队里的人）担忧，我首先会
跟整个团队提出这个问题，帮助他们决定如何行动。然而，
我的某些行为也会受到法律的制约。例如，如果有人指出
多年前对其施暴的人现在正和某个带着小孩的妇女住在一
起，我解释说如果举报人不愿意或无法采取行动，我会通
知当地社会服务机构的儿童保护组织。总之，我会尽全力
对消息提供者保密。

2. 保持严格的时间界限

通常情况下会期都会按时开始和结束，但对治疗师来说，
这执行起来很不容易，可能有来访者认为在那个时间点结束讲
不通。然而，来访者对时间界限的接受本身就是治疗的一种进
步。设置时间界限可以提供一个善意的容器，意味着来访者只
能在每周给定的时间里来进行某项困难的内容。而且，它还可
以鼓励来访者对在规定的时间内要完成的任务负起责任，而不

是等着别人主动来帮他。时间界限还会帮助来访者对轮流顺序进行商议。总之，时间界限就是为了鼓励来访者无论遇到什么问题，最终都能自己将其处理好。

我的舞动治疗团队通常还会使用结束仪式，这种仪式可以让来访者知道治疗结束了，又将如何应对。在使团队以及成员处理转换的过程中，这种礼仪似乎极具社会和心理意义。即使在西方，我们也有与出生、死亡、婚姻、纪念日、青春期有关的仪式，更别说在睡觉、起床、下班回家等活动中，也形成了一系列的特殊仪式。这些仪式提升我们的熟悉感和控制感，使我们在回想因失去而无助的时刻时，能很好地应对。这种在共同的仪式中的熟悉感以及与他人友好的联系，有助于我们应对问题，形成更包容的心态。

我通常会在开始和结束时让团队成员们首尾围成一个圈进行内容的实施，这个圆圈不仅会让队员们再次确认群体认同，还会提供一个有关容纳的空间隐喻。这些内容包括坐在椅子上的口头签到，或者站在围成的圆圈里通过动作签到。口头签到可以不是程式化的，队员们想说什么就说什么；也有一定程度的程式化，例如，可要求队员们描述一下对天气的感觉。比如，我可能说，面对暴风雨或者在峭壁小径上的大雾天，我都能很平静。动作签到则让每人描述一下今天的状况，整个团队则通过他的动作对其进行认知和镜映。

治疗的末尾可能是武术或者瑜伽中的一个动作和呼吸练习，或者是触地练习（见下文），又或者是伴随音乐而起的圆舞。这种圆舞可能在前几个会期已给队员们教过，也可能是队员们的即兴表演，是团队独具特色的舞蹈。这些自己即兴表演的舞蹈动作还阐释着积极的主题，例如，"力量""保护""联系"。在下文的"编舞"部分，我会通过一个临床案例来对圆舞的使用进行说明。

3. 说"不"的权利

若来访者不愿加入，最好不要引诱他加入或者使他有任何负罪感。如果评估足够全面，那么大部分的来访者对于舞动治疗的概念以及愿不愿意参加治疗都已经有了一个明确的认识。然而在治疗初期，我们需要不断告知他，他有权退出。退出的一个办法就是待在围成的圆圈里，不出来做动作，只和剩余的队员一起镜映其他人的动作就好。但是，如果他经常这样做，那么这个决定的意义就可进行探索。也许在会期结束后的团队讨论上，治疗师会希望他对此稍加解释，或许通过切身体会让大家明白在团队中分享自己十分困难，并且就从何处开始给出一些有用的建议。例如，选择一个使用过的动作，让大家明白每个人的动作都独具特色。

4. 使用韵律结构

韵律对我们来说具有一定的组织功能，用 2/4 拍就可以进行一个简单的步伐。节拍具有包容和凝聚力，从而促进情绪变得规律起来。这对于训练团队遵从指令、抑制冲动至关重要。3/4 拍的华尔兹则留有更多的自由但又不至于完全失控，因此，有时它被称为浪漫舞蹈。

在抚慰婴儿时，我们最常使用的就是胎儿的心律。当我们唱摇篮曲或摇小孩睡觉时，我们就会逐渐使用一种与护理小孩非常相似的节奏。有些成年人育儿经验不足，无法内化这些韵律，因此在哄自家小孩时就无法找到合适的节奏。这种韵律会产生加速的趋势，加速会刺激婴儿，无法达到抚慰的效果。然而，音乐可以帮助我们保持节拍平稳，这些音乐可以事先录好，也可以根据歌唱进行创造。

当我在一群妈妈和孩子中工作时，其中一个孩子最喜爱的游戏就是"毯子"。我在工作室里放了一条毯子，让孩子们轮流躺在毯子中间。当艾米丽躺上去的时候，我让她的妈妈卡西调整位置以进行眼神接触。然后整个团队均匀分布在毯子的四周，我们轻轻地将毯子掀起，将它从一边摇到另一边，并且唱着摇篮曲。母亲和孩子含情脉脉地对视着，整个团队都支持着她们这种互动。

另外，一个最受欢迎的方法同样是通过音乐来调节。我让每位妈妈坐下，并把她会走路的小孩像婴儿一样在摇篮里摇动。需要注意的是，母亲的坐姿必须舒服，最好背部有支撑。然后，在边摇边唱的时候，母子二人就可以放松地进行眼神交流。下列歌词选自苏菲派唱词：

> 我爱你，无论我知道与否，
> 我爱你，无论我表示与否，
> 还有诸多之事在我心里
> 未曾表达
> 此刻正是一个开始的好时机

5. 使用"停止和走动"

开始和停止是我们工作的另一种方式，利用这种方式可以使动作暂时具有组织性。我们最早的容纳体验之一就是学习控制膀胱。小时候我们的走走停停游戏中的韵律结构就镜映着这个过程。接下来就是转圈，延续其中的自由流动体验，孩子的这个动作会让这种自由流动继续带有一种旋转力。小孩子喜欢自由地跑向父母怀中，然后在一个熟悉的身体力量前停下来。然后父母再小心地将孩子放在地上。我的小孩就喜欢在上楼去洗手间的时候和我比赛，这是他睡前的惯例。

他兴致勃勃地跑上楼，有时会直接跑到最上面那个楼梯，有时跑着跑着突然就停下来，将他的小手臂向两边伸开以免我超过他。他总是会赢。

对那些没有与大人建立起容纳关系的孩子来说，他无法内化这些仁慈的控制。当孩子受到以惩罚的方式实施的控制和限制（比如虐待或性侵）时，这一点就会显得相当困难。我接触过一些来访者，认为如果任凭眼泪自由流淌的话，那眼泪将不会停止。这样的来访者很难让事情自由进行，而且在应对结束（像治疗的结束）时也有困难。这种开始和停止的方式是一种很好的体现，并可能成为处理此种问题的一种方式。

我邀请了一个妇女团队，所有队员的冲动控制力都很差。我让她们移动起来穿过工作室里的一条斜线，起先我用手鼓打节拍，手鼓停的时候，团队停止移动。这些妇女随着节拍速度不同，个人的反应也不一样。然后，我又让她们在不用手鼓的情况下一起移动和停止，来相互感觉时间。有些人所用时间与他人相去甚远，但是，几周之后，她们慢慢地喜欢上了这项任务，因为这项任务带给她们一些新奇但本就能掌握的挑战。

6. 使用道具进行心像描述

上文我已经简要地列出了一些道具的使用。治疗师应给每个舞蹈动作配置特定的设备，包括立体音响、音乐以及道具。

我们通常在舞动治疗中使用的道具归纳起来如图3.5所示：

√ 弹力带（颜色各异）。
√ 松紧布，不同颜色，长1.5米，宽1米。
√ 较小的圆形或方形的松紧布。
√ 大型理疗球。
√ 软泡沫足球。
√ 小型按摩球。
√ 系列打击乐器。
√ 小木棒。
√ 柔软玩具。
√ 降落伞。
√ 扇子。
√ 小物件。
√ 图画（包括来访者自己的）。
√ 故事（包括来访者自己的）。
√ 照片。
√ 来访者自己的小物件。

图3.5 舞动疗法的心像描述道具

（a）来访者可以花大价钱从特殊供应商那里买"弹力带"，但从附近超市买来最宽的松紧带自制弹力带的效果也是一样的。我发现使用颜色各异的弹力带效果更好，因为来访者会用不同的颜色来影射个人的意思。弹力带上打的结同样也是一个影射来源。

在一次治疗中，女人们围成一个圈，将打了结的弹力带进行快速传递，似乎她们都不想去抓那个结，因为那个结会使她们想起生活中"纠结"的事情。但是伊娃说她想要那个结，因为这会令她想起一些特别且积极的事情。松紧带自身就成了一个中心，将整个团队凝聚在了一起。

（b）松紧布要一片以上，最好是大块的，同样要求颜色各异。最好有蓝色，可以营造出河流或类似的环境。队员们可以抓着松紧布，这可以使他们以此为中心做动作，如起伏性或积极的拉扯动作。队员们也可以选择在顶部放一个软球让其弹跳。

（c）所有的球都要求较为柔软且大小不一。一般选用的是理疗类球以及孩子玩具类，大型理疗球手可以抓住，并且可以挤压，人躺在上面进行放松。泡沫球不易碎且无伤害，一般用来进行扔或者踢的练习，同时还可以用橡皮球进行挤压和弹跳练习。

（d）其他有用的附加动作包括：使用一系列的打击乐器；运用扇子进行镜映工作；两人抓住小的圆形或方形松紧布，并随之进行移动。两人抓住一根小木棒，各执一端沿轨道路线行走，这样可以保持均衡的距离；来访者可以拿着玩具或者用其进行镜映；降落伞的使用；各类可能对镜映工作有用的小物件。

我记得在有一组中，使用道具的意义非常重大，道具成了与他人沟通的桥梁。

一个叫格林汉姆的年轻人加入了进来，他热情开放，想在家庭中心的工作中学习新的技巧。我为其组建了一个双人练习组，每人轮流进行领导动作，另一个人则进行模仿。他们每人一只手拿一把扇子，过了一会儿，我让他们进行无人领导的移动，最后发现他们不约而同地一起舞动。过后，格林汉姆说他从未如此深刻地感受过在他的成年生活中有另一个人的陪伴。

我又想起了另一个例子，那是我个人在临床工作中遇到的：

那天，我正和乔安一起握着松紧布进行动作练习。我感觉她在把我拽向她那边，我顺势也把她往我这边拉。她似乎有点犹豫了，便不再发力。我对所看到的用语言进行了回应：开始，她向她那边拉，然后我也拉，而我拉的时候，她却软了下来。此刻，她泪如泉涌，我问她这让她想到了什么，她告诉我：她从来不敢把任何人拉近她，因为她担

心他们会像她弟弟那样死去。

7. 身体界限

确定身体界限对我们所有人来说都十分重要。我们生活在一个与身体脱节的世界里，车子将我们从甲地带往乙地，电视或游戏视频取代运动成为一种消遣。我们沉浸于某项活动中时通常却是在承受一种惩罚性的"练习计划"。对于遭受精神病和心理分裂的人来说，与自己身体的重新连接对心理健康具有重要意义（我的身体界限是我终止之处，也是你及世界的开始之处）。我需要知道身体界限。

我通过各种方式来强调身体界限的重要性。在上文热身部分，我列出了一些方法，包括：拍打和摩擦皮肤；在运动和静止时感觉与地板、衣服以及空气的接触；用身体某些部位（单独行动）或整个身体（与队里其他同性配对组一起）画圆。

8. 呼吸技巧

呼吸时刻提醒我们，我们是有里外之分的。身体就像是容器，我们可以选择吸入、呼出空气的方式。有时，我建议大家只关注呼吸就好了。然而，这对于有焦虑倾向的来访者并不起作用，因为在某些情况下关注呼吸会使呼吸失调。因此，我会综合呼吸和动作的方式。

简单的练习包括：边呼吸边将双手从胸中间举起，一直延伸到头顶。在此期间，视线随着手的运动而移动，然后将双手向两侧展开，在吸气的时候，双手在头顶画出一个半圆，并让膝盖尽量弯曲，将手臂继续贴近地面。然后，将双手从两侧收起聚拢，使掌心与胸部平行，双腿伸直，接着将手掌慢慢下垂、呼气。最后，双手贴近身体两侧。不断重复整个动作，直到它起作用为止。

呼吸与心血流动有关系，以上练习可以让被限制的流动和自由流动进行平缓的过渡，而不会使人像在屏住呼吸或因劳累而急促呼吸时那样，太过强调被限制的流动。当感觉失去控制的时候，我们通常就会屏住呼吸或者进行浅呼吸。流动意识在控制冲动和保持能量方面十分重要。提升肌肉组织流动的一种方法就是使用简单的放松练习，并使之与呼吸相结合。我建议队员们躺下或者坐在椅子上闭上双眼，将注意力集中到地面一个点上。然后让他在身体上进行一个循环的动作，从最上方开始慢慢向下，吸气时收缩，呼气时放松。队员们可以通过这种方式学会调节身体的张力水平，最终能学会瞬间放松身体。

9. 触地技巧

"触地"这个词对不同的人来说可能意义也会不同。我是在20世纪70年代接触伦敦"生长运动"[1]时，首次碰到这个词。对我来说，它既指我的感知能力、生活在当下的能力，也指我与地面的接触。首先，我要做的就是通过上文的呼吸技巧体会我的感官和本能意识；其次，进行不同且有针对性的动作练习。

对遭受人格解体之苦的人来说，通过关注感官使人重回自己身体的方法十分有效。例如，我建议来访者环顾四周，对所见之物加以领会；我还会建议关注外界声音，接着关注室内的声音，然后关注自己身体内部的声音（如果这不是太痛苦）。在此期间，有些组会形成一个配对练习，其中一个人闭上眼睛，另一个人则领着这个组去触摸、嗅闻和感觉周围的东西。例如，可以打开窗户，感觉阳光的突然射入；可以使用薄荷茶进行嗅觉练习；可以将一块布轻轻地搭在肩上等。

具体的动作练习如下：

- 让脚在不同的表面行走，或者在行走时对脚部的不同骨骼进行感觉：每只脚上有26根骨头，拥有很大的灵活性，足弓的构造犹如一项完美的工程，能像桥一样接收和分散整个脚部承受的重量。
- 想象行走在不同的表面，如走在柔软的沙子上时，你会

1　生长运动：指植物运动反应中，某细胞或器官由于不均匀生长所引起的运动现象。生长运动属于感性运动的一种。感性运动是由没有一定方向的外界刺激引起的运动，分生长运动和非生长运动。一译者注

在上面留下脚印；或者相反，走在热沙上面时，你则会跑着走，让脚面尽量少与地面接触。无论是否使双脚同地面接触，都可以提高正常使用双脚的意识。

- 自己按摩双脚。我的小组中一个成员说她以前完全失去了对双脚的意识，这样的按摩使她重新发现了它们的存在。

- 像滑雪一样使双脚在地板上滑行。

- 下蹲。双膝放松弯曲下蹲，然后用力站直。

- 静态运动。让一只脚动，改变该脚面触地的不同部位，从整只脚面到部分脚面再到脚尖，最后使脚尖离地。此时，你可能会需要抓住周围某个东西。

- 弓箭步。这个动作先前做过，将一只脚抬起且与地面保持一定距离，重心集中到另一只脚上。然后使该只脚压向地面并弹回，这样该只脚离开地面，重心移到另一只脚上。

- 连蹦带跳。此间使用的是一个类似的动作，但该动作会使身体离开地面。这里的重点不是离开地面而是如准备活动那样压向地面，然后利用推力弹起。

- 两人组可以相互依靠，利用手掌进行接触。尽管身高比体重更重要，但还是尽量使两人身高、体重一致，这样效果会更好。这个动作的任务就是找到一个平衡点，使一部分重量转移到手掌，另一部分则转移到地面。脊柱如一条长线，然后慢慢将力量从前面和后面向该点集聚。这个过程中双脚不动，脊柱伸长，目的是加强身体的连通性，触地和身体联系两个方面同时进行。

- 斜靠在理疗球上。

我和苏珊妮一起运动了一会儿。她小时候常常感觉遭到父母的嫌弃、忽视和批评。因此，她慢慢开始讨厌她的双腿，并且时常嫌弃它们，因为双腿总是不听自己的使唤。她忽视双腿的感觉并常常对它们施虐。双腿长期处于紧张和疼痛的状态，好像对接下来的一切都时刻警惕着。我发现她对待她的双腿好像对待小孩一样，而双腿也和她一样常感觉不被人爱，被忽视，遍体鳞伤，痛苦不堪，而且觉得自己永远不够好。她拿了一个理疗球并随之运动，慢慢地将身体的重量向理疗球转移。但是她与双腿脱节，双腿紧张同时也失去了与地面这个支撑点的联系。因此，当她将重心转移到理疗球上时，她就跌倒了。我建议她让双腿放松，并使身体重心下沉。她按照我说的去做了，而且她自己发现更稳地随着理疗球运动。后来，她能够领会到个人象征意义的好处，即将理疗球当作她奶奶宽阔、温暖、柔软的怀抱。

- 我所使用的步伐改编自太极拳和放松练习，在练习中，我给出了一系列指令，具体如下：

  首先，双腿站立，使身体重量均衡分布。想象双腿注入了水，且处于"半满"状态，双膝慢慢放松，不要"绷直"。此刻开始将一只脚的力量转向另一只脚，好像通过肚脐下方盆骨上的一个点将那条腿里的水泼向另外一条腿。最终，所有力量集中到一条腿上，这条腿里的水就"注满了"。此刻将失重的那只脚脱离地面，使之悬空并放松。同时，找到身体重心，继续保持平衡。身体所有重量通过重力中心线经过头顶、躯干，到盆骨落到这个重心点上。现在将放松的那只脚放在另一个点上，并开始将中心向该脚转移。重复该动作，你的行走变成运动冥想，这是一个关于意识和触地的练习。

- 我还利用视觉想象来锻炼静态触地，有时这么做是为了表示治疗的结束。我们站着围成一个圈，中间留有一点距离，大家保持一个放松整齐的姿态。然后我会发出以下指示：

  将重心集中在双脚，让身体慢慢前后和左右摆动。现在找到身体重量均衡向双脚集中的点。注意膝盖，若双膝"绷直"了，试着让其放松，使其与身体配合起来，并时刻准备听你使唤。想象身体有一根中心线，重量沿这条线从头顶开始下落，如铅垂线般通过身体躯干。这就是你的身体重力线，类似于脊柱。分析重力通过脊柱下落时的曲线，就会发现它的运行轨迹是一条完美的直线（Todd，1937）。然后让身体以此支撑中线为轴心休息。这个过程有一个物理原理，即每个动作都平等地反作用。因此，当身体重力落向地面时，地面会给你一个与身体重量一致的支撑力。你可以使这种支撑力表现出来，并同时配合你的呼吸。每次吸气时，感觉地面的力量通过双脚再到双腿向上延伸，然后将这个力量如能量球一样汇集至脐下某个点。这就是你的重心，日本武术里称之为"腹"。现在进行呼气，将这种能量散至全身，沿着中心线向上散至双手，向下散至双腿，再通过双腿散至地面。你可以将这种能量再行延伸，通过你的皮肤，形成你的个人空间。也许这个能量颜色特别，与任何人的颜色都不相同。你的能量是什么颜色？此刻你想把这个能量送至身体某个特殊的需要支撑的点吗？记住：能量是无穷的。每次吸气时，你都可以获取更多的能量。现在试着在团队里传递这种能量来确认你们之间相互连接。我们的呼吸也和地面中心以及整个人类相连。

舞动疗法触地技巧总结如下（图3.6）。

√ 用脚面不同部位行走。
√ 行走在不同的想象表面。
√ 给自己的双脚按摩。
√ 在地板上滑行。
√ 弯折。
√ 用脚部进行练习。
√ 弓箭步。
√ 连蹦带跳。
√ 靠着同伴。
√ 靠着理疗球。
√ 太极步。
√ 引导性的想象。

图 3.6　舞动疗法的触地技巧

10. 个人空间拓展

身体周围的个人空间可以看作自我认同的延伸：当这个概念性的空间遭到不速之客的侵扰，我们就会感觉受到了侵犯。当然，对别人邀请与否不必非得说出来，但周围的人却并不总能明确这一点。但是，如何占用空间通常是我们对邀请意愿的说明。意识到这个问题非常重要，例如在自信心的训练上。

舞动治疗中的个人空间通常指私人空间，包括你如何使用个人空间、在空间里如何移动以及在静态中如何处理，在这个过程中所感觉到的东西和交流的内容非常重要。私人空间大致等同于个人能够触及和使用的空间。我们都知道，有的人进入房间后似乎会占据大量的空间。这类人看起来夸张炫耀、魅力非凡或者侵略好斗，他的动围空间很大。与之相反的则是另一类人，他十分谦逊，或者不引人注意，看起来紧张胆小。当这类人出现的时候，我们可能忍不住"想把他从他自身里拽出来"（这是一个有趣的比喻，充分说明个人空间是个体的一个延伸）或者感觉工作太认真而不能去打扰他。我们甚至可能因为他的粗鲁、冷淡、傲慢感到生气。这类人的动围空间很小。介于两者之间的一类人，我们则容易与之接触，我们感觉可以相互信任，在我们的关系中可以相互妥协。他们（在那种环境下指我们）的动围空间比较均衡。当然，不同的情况、心态下，和不同的人在一起时，我们都倾向于在这三类人中进进出出。如果我们能够做到这点，就不存在什么问题。但是，有些人确实无法那样灵活选择，这类人可以从拓展自己动围空间中获得潜在益处。

我鼓励来访者通过不同的方式来拓展动围空间。首先趋近练习能帮助扩展运动感觉意识。第二，根据这个问题建立搭档练习。我将以一个临床案例进行阐述。

克里斯汀和贝利尔在同一个治疗组。我决定利用配对舞蹈来发展组内关系，进行一般的有关关系的讨论。练习开始，任意组里两人面对面站立，用食指握住木棒两端，使其像桥一样置于两人之间。此间，我播放一些柔和的音乐。在模仿练习之后，我建议整组一起随意移动，但是指尖不能离开木棒。克里斯汀和贝利尔各自和不同的搭档进行练习。在接下来的语言交流中，克里斯汀说她发现这个练习太直接了，让其丝毫不觉放松。但是，当贝利尔引导搭档进行手部接触舞动时，却感觉舒适而且非常放松。

上述临床片段清楚地说明了建立动作练习的困难，因为不同的组有不同的反应。这里的关键就是克里斯汀有权选择对这个动作练习的投入程度。木棒提供了一个无法打破的安全距离，使个体能够进行一体化的练习却不用担心个人空间遭到侵略。

拓展个人空间的第三种方法就是让大家想象自己身处一个可以随时踏出（这个说明非常重要，因其有助于避免幽闭恐惧症）的泡泡里面。每个人随着柔和的音乐移动，并对泡泡的边缘进行拓展，整个画面犹如一个三维结构。他们可以对泡泡进行调节，改变其形状、大小，或者将其打开、关闭等。

我就曾经和某个队员在一个非常简单的结构里运动，帮助他提高对个人空间的控制。两人组里的一个人慢慢地向另一个人移动，直到对面那个人感觉不自在，向前方伸出双手（如交

通指挥的停止手势）并坚定地发出"停止"口令。移动者停止，
然后转换角色。为了让练习有些变化，有时我会让各小组改变
速度、方向或平面（例如与行走相反的爬行动作），想象不同
的性别、身份等。

在一个女性组里，我把整个组看成一个整体来帮助其提升
对个人空间的控制。

> 希拉过去遭受过一个男人的虐待，现在常受到这个男
> 人声音的折磨。我的建议是整个团队围成一个圈，摆成空
> 手道的姿势向这个圈的中心刺踹。同时我们大喊："别烦
> 我！"整个气势令人震惊，喊出了每个女人不想被人侵犯
> 私人空间的主张。声音慢慢消失。

11. 重新定向能量

有时上述向空中刺和踹的动作可能是自发的。有经验的治
疗师了解来访者，能够评估他的动作对于他人或他物的风险。
如果存在这样的风险，可能要在支持侵略情绪的同时通过重新
定位、构建并且减少能量的办法来确保整个处境的安全。一个
简单的做法就是鼓励向下的动作，同时在音乐的帮助下让其进
入某种结构中。若音乐在结束前变得更加抒情，同样有助于能
量的削弱。

道具为重新定向能量提供了一个更好的办法，因为它关注的焦点在道具而非身体，所以它可以提供一个投射距离。下述片段将会阐述道具的益处，即它如何帮助一位妇女安全地表达她愤怒的情绪。

佩特拉很担心一旦将愤怒释放出来，自己就会失控。我十分了解她，知道她并非人们预测的那样在失控之前会感觉疲惫不堪。我给她一块松紧布让她抓住；她愤怒地撕扯这块布，还不时地说出自己的想法。我抓住松紧布的另一头，随着她的动作进行回应。最后她说她累了，但我觉得她还未完成这个动作，并鼓励她继续。当我发现她完成了一个动作过程（动作质量上有明显的变化而非突然停止动作）时，我让她停下。随后，我问她在这个过程中有什么收获，她告诉我她觉得她的愤怒并非如她想象那般无法克制。治疗结束之后，她告诉我她的愤怒少了很多，并且获得了更多的平静，她将其归因于治疗中形成的认知转换。

虽然在上述片段里显然是有宣泄的，但是佩特拉在这个经历中获得的转变并非仅仅是短期能量释放效果。

12. 象征性的工作：获得、保持和释放

我们大部分人在情侣关系上都存在问题，主要表现为依

恋和失去。如感觉被遗弃的来访者可能不愿主动去接触他人
（"接触某人"是常用的动作隐喻）。我非常感激雪莉·萨
默丝（Shirley Summers），她是一位拥有舞动背景的格式塔
治疗师，几年前我参加了由她主讲的舞动主题研讨会。作为
一种象征性的工作，获得、保持和释放的主题在治疗期间可
能是最有效的，而且它还有更大的探索空间。但是，来访者
意识可以在早期慢慢进行培养，并不一定非得通过深入摸索。
前面的热身部分已经给出了一些例子。为了简要介绍围绕这
个主题的象征性工作，我会在来访者或团队进行获得、保持
和释放的体能工作时，提几个问题。举例如下。

> 你正伸向什么东西？现在从团队中心拿你今天想要的
> 东西。现在把你所能贡献的东西放到团队中心。你想在这
> 儿留下什么？如何留下？你把它丢掉吗？摆脱掉吗？小心
> 翼翼地把它放下吗？

当然，这些问题并不详尽。我的问题会取决于来访者或
团体的需求，以深化治疗过程。如果觉得我的任务是尽可能
容纳而非慢慢开始洞察过程，也许我就会什么都不问，或者
问得很少。

获得、保持和释放过程是塑形和塑造动作（见第二章）的

一种，其目的是适应和影响环境。因此，塑形动作和控制、容纳问题密切相关。舞动治疗师可以创造性地对来访者使用的塑形动作进行相关处理。塑形动作主题可能包括激流中游泳，穿过长长的草丛，拔河；创造一个完美的伴侣雕像。

13. 团队共享动作（圆圈队形）

舞动治疗团队最常用的技巧之一是团队共享共作。这就是大多数人所知道的"跟着领头的"。舞动通常在圆圈队形中进行，因为这种结构既包含能量又强化群体认同：

> 我开始来一个韵律性的运动，团队跟着我做，接着让每个团队成员按自己的方式运动，不用完全和我一致。然后我再环顾四周，看到大家没有迷失或失衡，都在以自己的方式进行模仿。我慢慢地加大动作幅度，使双臂如秋千一样，双膝打开、合拢，以此来强调整个身体的节奏。过了一会儿，我把动作领导权交给团队成员，让大家轮流领导动作，除非某人直接将领导权交给指定的一个人。我说从我左边的史蒂芬开始，并且告诉他们从哪个方向开始轮流交换，而且还要求他们所有领导的动作都必须是之前做过的。假若领导者想任意改变动作也可以，但这不是必需的，大家不必非得"去想出"一个动作。我希望一

番说明之后，这个领导动作能够顺利无阻地轮流下去并且尽量减少队员压力。当每个成员进行动作领导时，我会温柔地鼓励他，并对他的任务进行提醒。轮到约翰的时候，我鼓励他说："现在我们进行约翰式动作。"当我看到约翰似乎力不从心，或者需要改变动作来调整的时候，我还会给他一些意见。我对一切所见进行了语言和非语言的反馈。我说，我注意到约翰在移动双手时，好像将某个东西从一只手传给另一只手。当克瑞斯用双手有节奏地从上向下摩擦两条胳膊时，我大声地问她是否想摆脱什么东西。

个体作业过程与上面给出的团队舞动治疗例子相似。但是，在我领导动作一段时间之后，我就会跟着来访者运动，因为他已经准备好来领导我了；否则，我就会继续领导动作，并对来访者的模仿动作进行反应。

14. 结束即兴动作

有些人发现即兴动作很难找到一个明确且有计划的结束点。但是，即兴动作的终止会使他对自己的情绪有更大的控制感和征服感。

布莱恩喜欢"把头埋进沙子"。他的人生哲学是"忽视它，它就会消失"。只有在经历人生危机时，他才能够学会寻求帮助。他发现动作中富于表现力的部分让他尴尬。当他问我他是否可以坐下的时候，我说可以。但我问他是不是可以先给这个动作作个结尾？他说他想丢下那块布，坐下来并且把它忘了。我意识到他的模仿策略出现了问题：他已经不再适合做这个动作了。我的建议是：也许我们可以一起找到一个与众不同的结束方式。在说出了想要坐下的需求并且得到许可之后，他感觉轻松了许多。之后他的动作更具组织性和韵律感，最终他抓起了那块布的一端并把它递给我，并用一个与之前不同的方式结束了动作。后来，他说他感觉好多了，而且能看到我们这么做的意义。

15. 编舞

许多舞动治疗师避开在治疗工作中使用编舞结构或者设置动作。但是，20世纪80年代在和玛西亚·利文萨尔（Marcia Leventhal）博士一起参观英格兰利兹那个"高强度四天工作坊"之后，我备受鼓舞。她建议在一段长时间的即兴动作之后，我们每人可以构建一个较短的动作主题，这个主题要能总结我们个人的治疗过程。我们可以通过刻画形象来进一步强化这个工作，然后参照我们的个人动作对其进行讨论。我发现这个结构有助于解决我正在进行的工作，而且给我的生活和个人发展带来意义。因此，我经常将这个经过我个人处理的过程运用在我的来访者身上。

我还使用圆圈舞，这些都是根据来访者自己的舞蹈和已设置的圆圈舞舞步进行编排的。这些舞步通常都可以作为有力的治疗结束的标志，包含来访者结束时的感觉；同时，还有助于来访者的转换。因此，它拥有仪式功能，类似于出生、死亡、青春期以及婚姻等我们社会上存在的仪式。它让我们在进行转换时能够保持自己的意识，而不是单纯地从过程中同其分离或者被其所压倒。我想通过两个短片段来阐述我对圆圈舞的使用。第一个阐述的是使用团队自己编舞。

我们站成一个圈，整个队里都是女性，都感到痛苦无力。我建议大家做一个舞蹈，每个舞蹈提供一个动作，为我们概括一个保护意象。一位女士脚后移一步，双手与臀部平行，手掌向后，且手指伸展。她说她正在保护她的孩子，这个动作可以让孩子不受伤害。另一位女士采用了一个勇士的站姿，双臂在面前紧绷抬起，随时准备抵抗打击或者进行必要的攻击。她双膝弯曲，站姿拉开以保持身体平稳。每位妇女都展示了她们各自独特的动作，整个团队轮流对各个动作进行模仿。最后，我们将所有的动作一起做出来，找到它们之间比较容易的转换。然后，我选择了一些音乐，这些音乐是基于美国土著人的乐曲，节奏感较强。当我们的动作继续循环时，这些舞蹈呈现出了一种新的能量。我问她们想给这个舞蹈取个什么名字时，她们选择了"战士防卫舞"。自那以后，我们经常以这个舞蹈来开始或结束一次治疗，或者提醒我们：我们女人既是有力的个体也是强大的集体。

我的第二个例子展示的是在转换时设置圆圈舞的力量。这项工作使一位女性能够隐喻性地和她死去的宝宝道别。

几年前，由于遭到强奸，艾琳失去了自己的孩子。她觉得现在是时候对那个失去的孩子道别了，并请求团队帮助她。我们大家都带来一些特别的标志这个情境的东西：一个披肩、一些花、圣母玛利亚圣牌（来自一位拥有罗马天主教传统的妇女）。艾琳抱着被她当作宝宝的洋娃娃，沿着围成的圈将其轮流递给每位妇女。有的妇女接过宝宝，抱着她并在怀里摇哄她。其他人则轻轻地抚摸孩子的头，说些祈祷和祝福的话。所有人都哭了。后来，艾琳将孩子放在她事先选好的垫子上，周围被鲜花和一些特别的东西围绕，她最后一次将孩子裹起来。我们都明白此刻必须行动。我做了一个特别的圆圈舞，这是我们一直用来标志每次治疗结束的舞蹈。此刻，我们跳着那支舞来跟艾琳的孩子道别。

临床督导

舞动治疗师和其他受训的治疗师一样，获取临床督导对他的工作来说至关重要（Penfield，1994）。这种模式通常来自口头上的治疗（可参见 Carrol，1996）。为了观察动作的各个方面，动作的使用程度通常集中在来访者的角色扮演上（可参见 Penifield，1994）。但是，最近有人提出一些模式，认为督导对创造性过程极为重要。舞动治疗师要求来访者通过动作来与他的下意识进行联系。假设我们对来访者的反应包含我们的反移情作用，那么通过动作隐喻，我们对来访者以及自己的工作有了下意识的了解，那么使用动作来取得突破是可行的。这通常是由原始主题主导的。我发现这个"动作督导"方法意义深远，对于进入治疗过程比较快捷有效。在团队督导背景下，我建议团队成员互相给出反馈，可以是动态的也可以是静态的，但必须是有意识的观察，来深化疗程中的个人悟性。

　　潘菲尔德（Penfield, 1994）认为，治疗师通过身体自我介入与来访者的互动，意味着反移情作用出现得更加快捷。她建议"当治疗师对来访者使用触觉技巧治疗时，必须要发展出保护结构来保护自己的感情生活"（1994：4）。她指出，因为舞动治疗师经常镜映来访者的动作，因此懂得如何返回自己的"本垒"十分重要。潘菲尔德还为督导的作用提出了一些重要的建议，治疗师技巧的运用应限于支持被督导者的成长，并且重视来访者。我认为这个过程很可能涉及个人动作材料，因为我们对来访者的反应并不仅仅取决于其投射给我们的东西。通常情况下，我们的反应与我们自己的经历而非来访者的经历有关。至少在某方面而言，督导的角色就是揭示这些反应并使其成为自觉的反应，这样一来，我们才不是将它们"表演"出来，而是将其变成我们深入理解来访者的一种方式。但是，督导者绝不能忽略来访者，工作中的治疗师也一样不能忽视来访者。个人治疗（目的是帮助治疗师和来访者）和临床督导（目的是辅助治疗师帮助来访者）不应混淆。当个人治疗有时有更深层次的需求时，督导者就有必要建议被督导者关注个人治疗中的某个特殊问题。

　　有些舞动治疗师在督导时会使用其他媒介作为动作的补充。潘菲尔德（1994）描述了在进行动作探索后使用画画这一媒介。贝斯特（Best, 1999）描述一个受到系统思维影响的多向督导模式。她认为"舞动治疗师的督导，无论支持他的心理治疗理论什么，都需要承认创造性'自我'对职业'自我'至关重要"（199：17）。她在督导工作中引用了4个核心概念：

①尊重差异。

②拥有个人假设和偏见。

③没有语境就没有意义。

④人际关系中的相互影响不可避免。

贝斯特认为，单单口头督导对处理舞动治疗师和来访者间的关系是不够充分的。动作才应该充当整个督导过程的中心环节（1999：19）。

贝斯特讨论了在治疗中治疗师对自己身体和心理问题的反应。她说第一次在工作中注意到这点的时候，她感觉很不安，因为她把这看成自己无能的标志。但是，她又提供了另一个观点，即有些普遍的主题是治疗师和来访者都可以进入的。她认为，处理此事的有效方法就是治疗师持有一个反射的立场。在这个过程中，督导者帮助被督导者，鼓励深入探索来访者生活的另类故事。为了更好地促进这项探索，督导期内贝斯特在想象和动作之间进行不断转换。她提醒督导者，在角色扮演过程中，被督导者必然会在动作中展现出部分真实的自己，督导者必须意识到这一点，避免作出对来访者经历的错误解释。不过，贝斯特坚信即兴动作的力量，她认为这种力量是舞动治疗和督导过程中智慧的来源。她提醒我们："来访者与治疗师之间，动作、想象以及隐喻之间的'舞蹈'，都在'言说'着什么，有时是无法通过认知和分析的方式解读的（1999：25）。"为此，贝斯特提出了与治疗师督导相关的4个核心观点（1999：25）：

①关注治疗师的创造性想象。

②感官智慧以及身体知识的价值。

③治疗关系内即兴动作中的中心位置。

④身体经验与用来创造新故事和新存在方式的意象和词语之间的舞动的重要性。

在与同事苏珊·布恩·斯卡斯（Susan Boon Scarth）的长期合作中，我自己的研究方法取得了不断的发展。苏珊在很多地方发表了我们的看法（Scarth，1995）。我们倾向于用简单的对话来设置场景以开启我们的督导会期，但是没有创建一个议程。然后，再开始热身活动；接下来就进行即兴动作环节。这个即兴状态需要立即进行即兴动作，但不用进行任何分析，同时要保持观察者的立场。之所以在这个环节不进行分析，因为我觉得这样会过快地关闭探寻意图。我既然让身体进行隐喻表达，这是它需要传递给我的智慧。在移动的时候，我会让大脑保持开放的想象空间，但是作为一个治疗师，我又希望对我作为舞动治疗师的工作有所启示。当我发现自己的动作在本质上接近完成这套舞蹈（动作是建筑模块，舞蹈是格式塔）的时候，我通常有意识地找到动作的主旨，即一个基本上能概括我的舞蹈的短语。如上文所述，在与利文撒尔（Leventhal）博士一起工作的过程中，我学会了如何进行这项工作。贝斯特（1999）提到过一个相似的实践过程。它通常都是在这个阶段，有时要晚一点（我坐在椅子或垫子上讨论我的动作时），动作的隐喻意义以及其与我的工作之间的联系就显现出来。我发现从运动到静止再到直立的这个转换过程十分重要，因为它涉及左脑（理性的／语言方面的）运动，并且与在即兴舞动中用到的右脑（直觉的、创造性的／情感方面的）运动之间形成关联。

尽管我和苏珊·斯卡思（Susan Scarth）并没有与贝斯特集中讨论这个方法，但我们的方法极为相似。虽然我们的意象主要是通过动作和文字表达出来，并没有将绘画包括其中，但并不是我们有意地忽略了这一点。我个人常常将绘画作为与想象进行对话的方式，以此来发展我的动作信息，反之亦然。我还在某些督导者身上使用绘画这一方法。

与苏珊一起开始工作之后，我还使用了保罗·威尔金斯（Paul Wilkins, 1995）的多元艺术督导方法。他的方法主要源于以人为本的心理剧作家的训练，以及从艺术治疗方式中获取的某些技巧。心理剧作为督导工具的优势，一定程度上在于其积极使用团队情境。在团队里进行督导时，时间共享练习变少，更多的是合作式，这样团队就成为被督导者的一个重要资源。心理剧不仅可以让人对来访者和治疗师有更加深刻的了解，而且可以用来探索与来访者相处的新方法。对这些实验的部分建议，可以是来自"观众"的。威尔金斯对心理剧在这个场景中的描述强调的是它解决问题的作用，尤其是当被督导者感觉到困惑的时候。他还指出这个方法的一个有用之处，即处理来访者结束与治疗师的工作后还未完成的工作。正如上文提到的我、苏珊以及贝斯特所使用的舞动治疗督导方法，若治疗师和督导者／团队形成的自然智慧（左／右脑）浮现出来，那么这个创造性的过程就能得到充分的开发。

舞动治疗初期阶段的动作侧写

最近我对一个舞动治疗团队进行了一次小小的调查，调查对象是我所帮助过的一个社区心理健康团体。团队共有三位成员，其中一个是中途加入的。时限为六个月，主要目的是解决之前显现的问题，包括依恋和迷失。虽然计划是针对混合团体的，但实际上团队成员全是女性。单一性别难免会对要解决的治疗问题有所影响。团队中的所有女性都有精神健康症状，这些症状都与她们童年遭受的创伤有关。经她们同意后，我对大部分的会期都进行了录像。团队治疗结束后，我选出了录像资料的部分内容，主要是有助于我对女性动作特征进行分析的部分。对于全程参与治疗的那两位女性，我选择了录像带的开始、中间以及结尾部分。对于第三位女性，我则选择了她单独录像的起始（团队的中间部分）和结尾部分。每个录像节选的部分大约为一分钟，并分别编上了代码，这样我在观看录像带的时候就没有任何提示，因此也就无法立即辨别。这些录像带还被提供给第二位评估者（本书写作时，她的数据还未完成）。她将会在不知道治疗中的哪个部分与哪个阶段对应的情况下，对磁带进行观察。结果，当我开始对它们进行观察时（团队结束后的 10 个月），我也忘了哪个部分属于哪个阶段，直到看了观察报告以及磁带的代码本才搞清楚。

这并不是一个毫无瑕疵的科学报告，我使用的样本很小，而且我自己不仅担任治疗师的角色，同时还负责挑选磁带、给磁带编码并对其进行观察。尽管如此，我还是观察到了一些有意思的东西，这些发现也被外部观察者证实。在接下来的内容中，我将会提到三位女性：安妮，布兰达和卡洛。卡洛是中途加入的，事先对其他两位成员并不了解。安妮和布兰达先前就和我在一个舞动治疗队进行过练习，卡洛则是单独和我一起进行舞动治疗的。

　　虽然这两位队员都和我在一个舞动治疗组里进行过练习，但是团队开始之前，我发现安妮在运动中使用很多的支撑性动作，力量很大，对空间的使用比较灵活直接（North，1972）。这似乎达到了妄动的境界。她的步法富于节奏，开始时量很大、直接且突然，之后慢慢地变轻、变得灵活而且持续。后面的动作（时间、空间和力量上的放纵）可以看作前面动作（与时间、空间和力量的对抗）的复苏。她的眼神交流时而短暂，时而灵活。我注意到其对凯森伯格所谓的"内生殖韵律"的使用（Kestenberg and Sossin，1979），犹如缓慢起伏的波纹。我感觉她好像把脚浸泡在水中，纵享其中之乐。

　　布兰达的情况与之相反，在理解和受益于动作时，她一点也不迟疑。她朝向身体做了许多收集式动作，在使用雕塑动作时，通常是在"桌面"（使用与腰部平行的空间）使用时，显示出对环境极强的掌握和控制，通常是在齐腰的"桌面"空间讲述的。她偶尔会使用身体形态流动，这是一种与婴儿时期的全依赖相关联的早期动作。这些动作的节奏同样是口腔性欲型的（Kestenberg and Sossin，1979），这与发展的早期阶段有关。缺乏时间力效说明她在掌控下几乎不需要作什么决定。这再次可以看作与早期阶段发展的相符，似乎她想通过团队来试着获取儿时缺乏的那种爱与关心。

卡洛的上半身与下半身明显分离，第一次治疗时，她的下半身比上半身拘束得多。她使用了大量的限制流动、支撑。这并不奇怪，这两者与谨慎的态度相一致，我想在我们进入一个现有的团队时，我们都会采用这种态度。她的眼神交流有些迟疑，所做的动作都是由身体中心带动，很少涉及外围的东西。在她的动作中含有扭曲和环绕的成分（肛门本能，Kestenberg and Sossin，1979），这种动作与另一个发展阶段有关，即成为一个独立和坚持己见的人。我感觉她还未从那里走出来，她为自己一个人工作，保留着所有的东西而不释放出来。

总结

本章主要讲述了舞动疗法的起始阶段。论述常规评估，个人安全问题，治疗关系的重要性以及在这个阶段进行的临床应用。主要强调了舞动疗法的容纳功能，该功能与本阶段密切相关。然而这并不是舞动疗法前期独有的，有时这还是整个治疗的唯一焦点。当然，在治疗中，容纳功能在其他情形下也会用到，其中之一便是在治疗结束时，第五章将进行介绍。但是现在将开始疗法的中间阶段。

注：

1.本章稍后将进行热身部分的介绍。

2. 舞动疗法阶段的创造性 / 象征性部分将会在第四章进行详细介绍。

第四章 孕育和领悟：领进黑暗，看见曙光

当我对一群从业者进行运动督导时，他们在运动过程中呈现出的两幅画面震撼了我。一幅画面是，整个团体都坐着，似乎怀里抱着什么硕大的东西，他们的下半身，就好像与上半身脱节一般，像是偷偷地溜走了。另一幅画面是，半数团体成员，像几个月大的婴儿在地板上打滚；而另一半的人则笔直站立，手臂向上伸展。

接着我们进行了讨论。一些被督导者讲述了过渡期的困难，他们喜欢将自己的经历描述为"全有或全无"的体验，而不是居于两者间的灰色体验。有些人谈到喜欢与他人融合。有些人说最近当了母亲，既想和孩子一起分享时光，又想要自己的生活。有几个人在回忆他们舞动治疗经历时，谈到了对分裂和侵犯的恐惧，尤其是在可能揭示自我真实感受和认知的空间里进行治疗时潜在的暴露自我的恐惧。这与让人观察、被人掌控、被人包容、展现自己，似乎并不一样。在"体现自我"时，似乎精神上异质的部分能够

得到整合，成为一体。一位女士，意识到自己渴望"完全成长"的愿望，双脚站立。但与此不符的是，她却渴望要与过去重新连结，想获得融合。最终，她跟随着这一冲动，在地上打起滚来，找到了一种与自己需求不冲突，且还舒适的站立方式。

在这动作体验之前，团队成员一直思索着与他人的空间距离；思量着超越差异性，获得他人的接纳；以及希望与他人建立有意义的联结。我突然想起两个结束场景令我震撼。在第一幅场景中，团体似乎是在与他们的对立需求进行抗争，一方面，获得他人接纳，融入某种群体当中；同时又做独立的自我，慢慢脱离包容。另一幅场景清楚地向我们展示了发展中的进退维谷。为了成长，为了独立，我们首先必须融合、连结，成为小我；不然我们就要冒风险，就会变得独断专横。个体的发展是从依赖走向相互依赖，而不是发展为相互独立（Winnicott，1963）。

领进黑暗

在舞动治疗过程中，来访者在按自己想要的发展方式并离开方式之前（这通常在治疗的中间阶段），通常会经历类似与治疗师融合的过程。在这一阶段，有一种"松开"控制的特质，其特点是来访者冒更大风险。也许秘密会浮出水面，既包括那些令他们极度尴尬的，也包括使他们极为痛苦的秘密。

对这一过程的掌控，要求治疗师要技艺娴熟。当然，临床督导必不可少。也许在某种程度上，治疗师会对来访者的经历有所反应或引发共鸣。例如最近，我接触到一个住院病人团体，他们的融合主题就是：丧失或是恐惧丧失，与所爱之人在一起的需求。团体中不止一位成员陷入恸哭，这让我立刻想到自己的丧失经历以及最近一位挚爱的离世。在内心深处，我和他们一样饱尝丧失的痛楚。诸如此般时刻，治疗师需要能够识别出境况，然后将个人情感抛诸脑后。但也要对情感有所保留，以备治疗过程需要时可供利用。

这一阶段的工作中，来访者似乎会蜻蜓点水般活泼地工作；要想深深陷入无意识状态并还能维持其产生的紧张度，则是不可能实现的。因此，来访者的舞蹈不仅要时而靠近、时而疏远治疗师，还要与"自我"时而亲近、时而疏离。

在团体进程的这一阶段，团体连结可能变得更紧密，也可能更疏离。有时，这可以在潜意识镜映中看出。其中一种加强团体强度的方式，就是提议让团体成员体验何时结束，或是何时开始。例如，在工作室内成员一起穿越对角线。成员在团体治疗后，会获得一种新的感受——可能有握手、哼唱、静默、摇摆、歌唱，或是这些感受的任意组合。

作为积极推动者的舞动治疗师

既然潜意识的内容有着丰富的象征，那么这一阶段也具有丰富的自发性动作隐喻。相比早期治疗阶段，在这一阶段治疗师的角色在很多方面都不太主动，而是给来访者提供更开放的空间，让来访者自己从中探索有意义的隐喻。但这并不意味着治疗师变得被动。这个过程需要警觉的意识，时刻能给予安全感、包容感和所需的空间。但最重要的是，治疗师需要全身心地投入，成为来访者舞蹈共情性的见证人。然后，来访者才会发现舞蹈象征背后的含义。治疗师的任务是询问开放式问题，为舞蹈即兴创作提供主题（来自进行中的疗程），并从旁观者的角度进行反思。在治疗阶段，我曾使用过的舞蹈即兴创作主题有选择、被看见、发声、相遇与分离、打开与关闭、跟着自己节奏走、走进黑暗、地下城与飞龙、找到自己的路、迎难而上[1]、放手、分享空间、强度与力量、镜映、感知、身体部分、渴望活动空间、苏醒、掌控、保持自我。

作为合作创作者的治疗师

道具提供了一种方式，能让洞察停留在隐喻这一层面上，以此来保护个体免受充分意识觉知的影响。能用这种隐喻性素材进行治疗工作，是治疗师的一项重要技能。

詹妮弗工作时，选了一个大气球。当她拿着气球时，观察到气球里的气体没有开始充气的时候那么多了。然而，当她描述时，我听起来的感受却像是在说"它刚出生的时候"。

我扪心自问我的"直觉"。我想知道，这是否有可能源于我对她过去的（初步）了解。我有在她身上投射了什么？我知道她童年受过虐待，也许空气就象征了她的精神。也许她感觉有些精神就是因出生后一些事情的影响而丢失掉了。事实上，我有很好地理解她的象征么？她似乎确实对"吹（blown）"的使用犹豫了片刻，先发出"b"字母的音，然后等了一下才发出单词剩下的音。

我对治疗师的这个角色产生了兴趣。我们是来访者的合作创作者，还是镜子？我们在多大程度上把自己带到来访者中间去？我们是应该做一个纯粹的容器，等着用来访者的秘密填满，还是我们带给来访者的人格成为治疗过程中的一个重要组成部分？是否存在容纳我们双方更好的方案？对于这些问题，虽然我没有答案，但是我却觉得这些问题本身十分重要。我的确认为，很可能来访者与我存在于一个比我们意识和个人精神世界还大的空间中。我也知道，我必须通过不断的反思性实践以及临床督导来检查我的个人因素是否会阻碍来访者的成长。我也绝不允许任何（关于我与一种更广泛的集体性意识相连结的）信仰，成为夸耀的理由。来访者自己的理解才是最重要的。事实上，在这个阶段的治疗会出现什么，我也一无所知。对我而言，这既令我兴奋，又令我惊慌。我"跟着感觉走"，并提醒自己这是工作的力量（而不是我的力量！），以此保证自己在来访者的治疗过程中敞开心扉并能及时提供帮助。

我在急性精神病病房环境下带领小组时受到了冲击：当团队成员思想中没有一个实体存在时，我和我的同事却以某种方式仍然"坚信"着团体的概念（Sandel and Johnson, 1983）。每个小组成员可能只参加过一次或是两次治疗。在这样的团队中，为期12个疗程的治疗结束时很可能团体中没有人能从一开始就加入治疗。然而我的同事与我，却还是有某种思路的。由于每周的主题看上去差不多是有关联的，所以并不是每次治疗都是全新的开始。这是否意味着我和同事需要弄清楚我们在做什么？使得我们做的事情更有意义，而不是短暂的会面而已？抑或是在治疗过程中，还有别的什么东西？是否实际上，我们作为这个团队的合作创作者，在我们的心灵里拥有那个实体，新的成员便可以融合进来？是否与母亲扮演的角色类似？知道她的婴儿将会从自身分离出一个独立的人类个体，尽管婴儿还不具有自我或他者这些概念，母亲还是会叫婴儿的名字，抱起婴儿整个身躯，回应他每一个不开心或是愉悦的表现？

工作方法

一次包括某些象征性工作的舞动治疗会采纳某种模式。莱维（1992）描述了该领域美国主要先驱们所使用的不同方法。其中之一是基于（美国先驱中之一）舞动治疗师雀丝的理论之上的。开始做身体热身运动，就像第三章所描述的。热身运动后，团体可能会进入通常所称的"共同领导"环节。例如，可能会关注全队共用的道具，或者可能采用"跟我做"的形式。团体保持一种圆圈结构，同时还要使得个人和团体意象能够得以呈现。

本章我们重点关注的阶段既是一次治疗，也是整个治疗的中间环节。在这个阶段，治疗进程会随之深入，这也是我们本章关注的重点。通常来说，比起之前章节所述的准备／热身阶段，这一阶段更明显地采用来访者自己的隐喻。

　　我自己与来访者开展工作的方法是灵活多变的，这取决于团队对我的需要。有时候，我使用一种类似恰恰舞的方式；有时候，我采用预定的探索性运动方式以适应团队进程。

　　这可能会用到以下几种形式，如：

①个体来访者可能会在热身运动后续过程中带领动作，既可播放同样的音乐，也可以播放不同的音乐（这可以由来访者选择）。我在此的角色是跟着做动作，用非言语的形式作出回应，来表明我正"参与"来访者的活动。我也可能不会精确地重复动作，而是通过反射动作中的一些特质来作出回应，这是吸引来访者注意这一特性的方法。或许我又会以某种方式，扩大或缩小动作。例如，多占或少取空间；常常在运动中使用像大／小、快／慢这样的特性，这仍旧是些能引起注意的可行性办法。

②来访者或团体可能想用我工作室的道具来做运动。

③我们也许围绕言语签到或是热身中的一个象征性方面，或是之前治疗中浮现的主题进行工作。例如，我可能会建议来访者去碰触他所选择的行动范围之外的东西。

④我可能会坐在来访者运动区域外的椅子上，并给来访者移动的机会，届时来访者并不会受到打扰或是与我发生联系。来访者可以选择睁开双眼，也可以是闭上双目。此时，我的角色就是观察来访者的动作，保持安全的边

界，并掌握时间。我的方法改编自我的"放松练习"训练（Fulkerson，1982），但和真实动作练习（Authentic Movement）还是有一些共同之处。下面的事例就说明了这一更开放、更即兴的工作结构。

露丝站在窗旁，闭着双眼。我安静地坐着，默默地等着，尊敬地守候着[2]。慢慢地，她开始从一边摇摆到另一边，双手藏在身后。我恰能看到她双手的韵律和她全身的运动截然不同，向我展示了她身形扭曲扯动的"影子运动"（North，1972）。她开始哭泣。之后，当我询问她这个运动时，她说道，每当她和父母讲话，她总是将双手藏在背后，双手交织扭曲以避免流露出自己的情感。

安全线

治疗师通过确保支持性资源和安全性，可以使来访者敢于面对那些真正令他惊恐的部分。道具，因为能让来访者个人和团体把情感、记忆和联想投射到一些外部的东西上，使得该过程更加安全，有时，还会以令人惊讶和愉悦的方式起作用。

卡罗拉发现，使用颜色鲜亮的降落伞，能使她参与到

躲猫猫游戏当中去。这让她回想起，她的父亲允许她按照
自己心意做事情，而她的儿子却不允许她这样做。一直挣
扎到团体结束时，才意识到自己是惹人爱的。因为每周其
他女性想要继续和她见面、看她动作，使得她明白，自己
确实是惹人怜爱的。

有时，对于团体来说，针对进攻性的工作比针对连结性
的工作更容易。尤其是当你意识到许多接受心理健康服务的
儿童和青少年来访者都曾在童年遭受过虐待时，就会更加坚
定这一点。

我与一个青少年团体一起工作了大约 10 次。我注意
到，涉及参与者肢体接触的结构会有一定的问题。一些人
更愿坐在圈外，一些人则会说他们不喜欢肢体的接触。但
是，随后他们却在附近游荡，好像希望得到碰触一般。另
一些人会公开谈论曾经被殴打的经历，或是谈论对失去所
爱之人的恐惧。有个星期，我决定采用双人影子战斗法。
其规则非常清楚：一个人移动一下，接着另一个移动，然
后接下去，彼此不接触。之后，几个年轻人说这周的活动
简单多了，因为战斗有明显的界限，而情感是没有的。后
来的一周，我们两人一组做镜映彼此动作的运动（不接触

的界限很清楚）。其中一个年轻小伙子和一位女性做搭档，以这样一种方式带领动作，显然他在尝试让她碰触她自己身体的隐私部位。当然那位女性拒绝这样做，她解释道，她身体的这些部位是隐私的，不能让团体内任何人碰触到。另一个小伙子，有段积极的经历。他和一个男性工作成员搭档，之后他说道，这就像有了一个真正的好朋友一样。

动作隐喻与进展性评估

我正和一个青少年团体一起工作，并将每次的治疗清楚地记录下来。我告诉他们，如果有人想让我朗读出记录了什么，我会读给他听的。但是，我不会给他朗读团体内其他人的内容。有一次，我记录道，我们沿圆圈进行传接动作，当夏琳旁边的人模仿着做出传递食物的动作给她时，她立刻换为其他动作，而没有把它当作食物进行回应。几周后，她走到我面前，问我到目前为止记录了她什么。当我说到关于模仿食物这一部分时，她告诉我她厌食。

上面的例子说明了动作隐喻在进展性评估中所扮演的角色。虽然评估是在治疗开始前或是在开端起到特别重要的作用，但它并不随着治疗的开始而结束。初期评估，可以在治疗关系的建立中扮演重要角色。有一个案例可以进一步说明动作隐喻是如何给予治疗师和来访者进展性信息的，来自于一个母亲和她的孩子的治疗：

> 团体决定使用布、椅子和周围地面上放置的东西布置一个环境。环境中有许多障碍物以及令人恐怖的场所。任务就是穿过这个区域到达安全区。大多数母亲，或多或少都会在同孩子一起穿越的过程中保护孩子。然而，萨拉和她的小女儿史蒂芬妮到达有蛇盘踞的地方时，母亲却袖手旁观，看着她的小女儿走进了蛇区。

我还发现许多针对家庭系统进展性评估中蕴涵着的丰富动作隐喻。也许这是因为儿童天生就可以通过游戏理解隐喻语言，或者可能是我学会了适应这种素材的缘故。接下来的案例，将动作隐喻和通过系统研究发展出的家庭运动观察系统（Dulicai, 1977；Meekums, 1990/1991/1992）连结在了一起。

> 莎伦讲了很多无法呼吸的事例。在一次治疗中，孩子们开始用大豆袋子把自己或是他人遮盖起来。当我鼓励母亲们去"找到"她们藏起来的孩子时，有几位母亲却对我

的这个建议反应迟缓，然而莎伦却很快就找到了她的女儿查琳。我暗地里很想知道这是否与她的呼吸困难有关，而不是出于她对孩子安全的担心。当她把查琳找到的时候我才意识到，她只是用一只手腕勾着女儿。她努力展开双臂想去抱住她女儿小巧的身躯，但却失败了，孩子摔倒在了地面上。

停留在隐喻层面上

在舞动治疗过程中，治疗师并不是每次都需要停留在理性层面上处理隐喻性的语言。接下来的案例是关于一位躁郁症来访者的。躁郁症的特点是情绪极端化，通常，患者时而抑郁，时而很"兴奋"。兴奋的时候可能会引发缺乏约束性的行为，包括不必要且昂贵的消费行为，或是攻击性行为。

我和希尔达一起工作了几个月。她选择了纱丽长巾来舞动。当我们一起做运动时，希尔达说自己有时就好像飘在云端，有时又像冲下云霄。她的这些表述与开始欢乐随之却抑郁之间的隐喻联系令我吃惊。然而，我没有让希尔达关注这点，相反我却是通过言语的回馈让她引导这个过程，以表明我已听到并理解了她。

有时，甚至是治疗师也没能在意识层面辨别出象征，但仍能作出回应。

　　同我一起工作的团体由一群母亲和年幼的孩子组成。夏辛和她两岁的儿子贾米尔一起做动作。他趴在母亲背上，母亲在地板上匍匐爬行。他们看起来都很愉悦放松。然后，夏辛开始移动，好像她要站起来一样。我注意到了这一点，就迅速移向前去，告诉她如何在不伤害孩子的前提下，将背上的孩子放下——双手绕到背后，在合适的地方抓住孩子，让他滑到地板上双脚着地。当天恰巧碰到雪利·古德尔也参加了那天的团队治疗，她对我进行了现场的督导。督导结束后她告诉我，她是受到我如何让"孩子离开背部"这一隐喻的处理而激起了兴趣。之前，我都没有注意到这一举动的重要性。

在急性精神病病房的环境中，来访者可能仅仅参加一次或是两次治疗就出院了。如此简短的干预，对于以洞察为导向的治疗并非有利。对治疗师来说，让来访者意识到象征的意义，却又让他独自挣扎的做法可能是不负责任的行为。与患有精神病的人一同工作时，隐喻的流动有时会变得丰富而快速，就好像是个体和一个富庶、原始、充满奇幻的世界相连。在这个世界里，对这些象征加以命名会破坏它的力量。有时，我觉得我并没有真正理解隐喻，但同时我也没有必要从意识上理解它，因为来访者并没有让隐喻进入到意识层面里。重要的是，我和来访者一同走进了这个象征的世界。事实上，接下来的例子也许暗示了来访者对融入到治疗师灵魂里是何等的渴望，就好像在"移情"一样。这个例子还展示了从幻觉到隐喻的转变。但是，幻觉信念的转变看似戏剧性，但是否可以持久，还不得而知。幻觉信念是具有顽固性的，重要的是治疗师避免将自己的工作解读为救世主式的行为（Sandel，1980）。

理查德倒提着一个管乐器，快速地重击了一下，然后看着我说："那就是你，我现在进入了你的大脑。"当疗程结束时他谈道，在过去的五年中也说过类似的话。但今天在团体中，他意识到他无法进入到我的大脑，他将他的信念归结为精神疾病，而不是基于"现实"。

舞动治疗与角色

作为艺术的一种形式，舞蹈包含了许多戏剧成分，包括戏剧角色和道具的使用。有时舞动治疗让来访者扮演角色，就像戏剧治疗一样。这为来访者提供了隐蔽性，也让实验有了新的尝试方式。

德里克的行为特征是被动攻击。他更愿意小声说话，与人鲜有眼神交流，总是等待道具传递给他，而不是主动伸手去拿。我对他的反移情是恼怒。我知道，这事实上可能表明他也很生气，虽然我不知道他针对什么而愤怒。他看上去似乎失去了力量。一次，我的合作者提议团体成员需要从许多布块中挑选一件做道具。他选了件红色的，这一次他主动伸出手，从房间正中的布堆中亲自拿走了那块红布。他还是坐着，将布块放在身旁，声称自己是斗牛士！这让我想起了"激怒公牛所用的红布"，这也让我意识到为什么会因他而恼怒。我不需要理解他为何而怒，但那一刻，我能从他所选的角色中理解他的表达。

身体不会说谎

身体包含了重要的客体关系信息（孩童年代与其他重要的人所具有的关系），并以一种身体症状发展的方式呈现出来。下面的案例就说明了这一点。

乔伊是一位咨询师，曾在一场全国性的灾难后帮助了一些受害家庭，当时人们为了逃离现场而发生了踩踏事故。乔伊提出的问题是，每到周六他就感觉自己能量快要耗竭掉，他不知道这是什么缘故。我们同意和他一起进行五次治疗。乔伊非常乐意接受短期治疗，这意味着他必须在两次疗程期间自己解决问题。

乔伊在这次事件之前，也有过几乎被踩踏压死的经历，而且还有哮喘病。他惊讶地发现我们会见的地方是一个阁楼，而不是他所预想的地下室。

当我们一起工作时我注意到，每当事情快要转向情绪层面时，乔伊的哮喘就会发作。当他哮喘发作时，会把一条前臂横在胃前，另一只手捂住自己的嘴。整个画面看上去就好像是身体在收缩、变窄。我还得知，每当情绪涌现时，他总倾向于用吃东西来压制情绪的爆发。

我还注意到，乔伊倾向于自己面对恐惧并达到目标实现。我们一起工作后才发现，他的哮喘与他孩童时和父母的经历有关。他还记得星期六和母亲外出购物时他有发脾气（那场灾难也发生在周六，现在每到这天他就感觉能量耗尽）。

下面的例子说明在治疗性的舞蹈关系中，来访者所带来的议题是如何有力地表现出来的。

　　雪莉告诉我她害怕受到伤害，也怕伤害他人。当她进行即兴创作时，我用镜子镜映了她的动作。她的双臂交叉相叠。她反馈说我的镜映动作看上去就像她剁掉了我的双臂似的。

未完成事件

有时，来访者可能会使用一个即兴创作舞蹈来解决某种"未完成事件"。

　　盖尔随着团队选择的音乐做起动作。我看到她双手环抱自己，摇摆身体。然后好像什么东西从她的手中滑落。我感到些悲伤的情绪。之后的谈话中盖尔告诉我们，她刚刚处在海浪中，对她所爱的（逝去的）人放手了，看着他漂浮在海浪尖。她感到平静，她知道自己必须放手，既是为了他，也是为了自己眼中长久以来噙满的泪水。

这个过程中，有几点让我觉得很有趣。第一，尽管我看出露丝在舞蹈时深深陷入了某种内在的意象中，但我对她舞蹈时脑中在想什么却全无知悉。第二，波浪拍打的节奏是儿童心理学家朱迪思·凯氏伯格（Judith Kestenberg）所称的"口唇韵律"，与母子联系有关，常常会在我们需要安慰的时候使用（与摇摆的节奏一样）。第三是海洋意象，这是非常有力量的意象，它蕴含了看不见的深渊，常常在语言上与"mother"概念有关，比如法语中词语 la mere（母亲）和 la mer（海洋）。

下面这个案例也和丧失议题有关。该例子说明了具有一定实用性的应对策略的重要性，但不能完全满足个体当下的需求。

弗莉达喜欢逼迫自己。在团体内，她比其他女性移动得更加卖力、迅速。对她来说，保持身材、保持领先都很重要，这样便无人能赶上她、伤害到她。问题是，无论她如何努力强迫自己，她都无法逃脱自己对过去的纠缠。

弗莉达逼迫自己的一种方式是给予他人，但却不愿接受他人礼物。她给予别人的礼物是植物，当这些植物还是插枝的时候，她就开始对植物悉心照顾；它们看起来是她自己被照顾的隐喻。当收过植物的人没能很好地照料植物时，她会感到很伤痛。但不管如何，她还是收到了足够多的感谢，这强化了她继续给予的行为，也对她的自尊心产生了积极作用，自我认知感也变得强烈起来。

从姿态上来看，弗莉达的身体看起来是"分裂"的，上半身和下半身彼此抗争。她还没能学会轻柔地跪膝，或者把地板当作朋友。她似乎在与一个可依赖的支撑源进行着抗争。她屈身下来，向重力屈服，似乎与黑暗的过去与失败有所联系。

最终，弗莉达向团体承认道，她感到迷失。她责怪自己"弄错了"，盲目地向伤害她的男性身影发起攻击。她无法从认知上将这些攻击者与其他人区分开来。随着弗莉达开始信任团队中其他女性成员，她慢慢明白了，要让生活继续，唯一的方法是停止与自己的情绪斗争。这意味着，要去接纳（尽管无道理可言）对母亲的愤恨（后者在她还是小女孩的时候就去世了并留下了脆弱的她），还要接纳对曾经虐待过自己的男人的愤恨。

冒险改变

舞动疗法可以用来探讨与行为转变、认知改变、情感变化有关的问题。丰富的隐喻，可让人对假想中将会发生的情节进行探索，而不必在"真实"世界中承担变化的风险。

萨拉有一个弟弟，是个酗酒汉。每次他把钱用光的时候，就会跑来问萨拉索取。萨拉并不富裕，但她工作努力，也觉得对他——这个小弟弟负有责任。在弟弟的世界里，萨拉总是扮演着一个保护他的角色，因为他们的母亲在他们年幼之时，总是指望不上的。每当萨拉的弟弟要钱，他总有堂皇的借口，因此通常情况下，萨拉都会给他钱。但弟弟却继续酗酒。

我建议萨拉从房间里选择一个物体，来代表她的弟弟。她选择了一个靠墙的南美雨棍（一种乐器），随即指出这个雨棍就像她的弟弟，他身材消瘦，而她有点超重。我们站在房间的中央，我把雨棍拿给她。我们都观察到雨棍自身是无法站立的，需要支撑物。萨拉不可能太倚赖这根雨棍，否则她会和棍子一起失去平衡；但是如果继续让她握着雨棍，她永远不能获得自身平衡的体会。我想看看如果她能小心谨慎地平衡雨棍，然后稍微退后些，但又不完全走开，会发生什么？她尝试去平衡雨棍，而雨棍却只立了一小会儿。雨棍刚一倒下，萨拉就又一次拾起来平衡，并且身子退后，这样重复做了几次。

我们探讨对于萨拉而言，这一切意味着什么。她自己总结说，如果她继续不能放手弟弟，他的弟弟就永远不能找到自己的平衡。现在她明白了，为了拯救弟弟，她必须遏制弟弟向她要钱的欲望。因为事实上从长远来看，这样对他是没有好处的。萨拉下定决心，将来无论何时弟弟再问她要钱，她都会帮弟弟明白他自己可以如何解决这个问题，但她是不会帮他解决的。从那天起，她就改变了对弟弟的行为方式。这样一来，她自己的精神健康状况也得到了改善。我后来再没听到有关她弟弟要钱的事情发生。

一个人行为的变化，与人际关系的联系，不及其与自己情感的联系那么紧密。

艾薇儿憎恶自己的身体。她曾接受过缩胸手术，但是仍对自己不满意。她获得的母爱或是父爱都很少，而且还把对母亲的这种矛盾心理带到了和自己孩子的关系当中。她的整个人生，大多数时间都是在抗争一切，抗争种种。艾薇儿选了一个很大的理疗球进行治疗，这让她想起一个巨大的胸部。过了一阵，她躺在球上，变得比我之前看到她时要放松。我想，她似乎终于能够从"胸部"中汲取到些积极的东西。到治疗期快结束时，艾薇儿告诉我，这段治疗经历是一个转折点，她变得不再那么生气，并能够回忆起身体的外形，能够体会到躺在球上时平和的感觉。每当激动之时，她便会回忆起这个时刻，让自己镇静下来。

有时，也可以在坐着的时候做些小幅度动作，运用舞动疗法的隐喻本质来探索问题，下面这个例子可以说明这一点。

> 萨曼莎在童年时候遭受过性侵。每当给我讲述到令她特别痛苦的事情时，她便会紧握着散落在工作室内的小橡皮球。我注意到这个球变得越来越脏。一周后，我拿来一个干净、明亮的新橡皮球，和原来的道具式样完全相同。萨曼莎起初拒绝拿这个新球，因为怕玷污了它。她说她能握着脏球是因为它和她一样脏。我们一起工作，起先是手握两个球，然后，又接纳了新球。最终，她能够接受自己没有被弄脏的事实，而且也不会玷污她所接触的任何东西。

人际关系体现

我之前曾描述过对 W 夫妇进行家庭和婚姻治疗的情况（Meekums，1988）。下面是该工作的一个摘要。

> W 先生曾经一直严重酗酒，但他现在戒掉了。当他停止酗酒后，他的妻子便开始依靠他来管束孩子，并让他做各种家务。在他们的第一次婚姻治疗中，W 先生和太太总觉得他们彼此缺乏支持。因此我就设置了一些需要依靠的活动，使他们在站立的时候需要相互依靠对方，一旦向外

倾斜时，平衡彼此的体重会变得更困难。W 先生似乎犹豫不决，这点没能逃过妻子的双眼。W 女士发现，他怕她会摔倒。当二人坐下一起背靠背移动时，W 先生注意到他们无法步调一致地移动。而 W 女士很容易就依赖起了丈夫，可他的移动却犹豫迟疑，忽动忽停。这个运动是夫妻间进行的探索运动，用于在移动中找寻新的方法，彼此依靠。这一改变，随即可以与全家人在舞动治疗阶段中看到。夫妇二人在他们的总结面谈中评论说，婚姻舞动治疗使他们在管理孩子方面能够协同努力。

改变中的自我认知

一些来访者对自己的力量有所忧虑，并且认为在舞动治疗中会和自己的力量有所联系。舞蹈过程可以使来访者接触到自身的力量，促使来访者从受害者转变为胜利者。

珍妮童年时曾受到来自亲戚的性侵。每当焦虑时，就会再次有体感，她将之描述为"呼呼（whoosh）"。我问她能否在动作中保持这种体感，她告诉我如果这么做，她怕失控。我提议一起握住一块有弹性的布块。起初她回馈给我的是消极的参与感，也就是她对自己的能量有一种挫败感，就好像一个人颓然跌落在椅子上，或是走到了精疲力竭。我鼓励她从我这里把布拉走。她用力拉，却屏住呼吸。于是我鼓励她做动作的同时要自然呼吸。她开始加入拧布料的动作，上下抖动它，然后将布料卷向一边，又卷向另一边。她开始低声怒吼，起初声音哽咽在喉咙里，最终在我的鼓励下，声音从腹腔里发出来。这时她开始大笑，开始拽扯更多的布料，而我通过语言回应着她，她边拽拉边说道："把它给我！"我感到她在用动作表达这句话。她狂热地参与到这项语言表达行动中，使我确认了我的直觉。她继续用力地拉扯布料，直到精疲力尽才决定停下来休息。她意识到自己没有失去控制，反倒是既表达了情感，又同时容纳了自己的情感。她告诉我当她让布料升起和下落的时候，她脑中想象的是让布料砸在那个性侵者身上，向下压着他。

重新联结游戏

对有些人来说，舞动疗法不仅能帮助他们面对困难、直面情感创伤，还可以重新挖掘出自己爱嬉闹的一面，并与健康、有创造的个人发展重新联结。因为我们童年的玩耍活动包括了大量的感觉——运动活动，所以动作能够成为一座有用的桥梁，联结起我们文化生活的本质。通常，孩童时代玩要的意象会自然地浮现在眼前。要做到这一点，有种方法是在不同的水平面（高、中、低）上做动作，这可能会让我们回忆起赛跑，或是在绿草茵茵的河岸边打滚，或是爬树的经历。另一种方法是身处不同的环境中工作。我常常在我的工作中，既使用大道具也用小道具，让个人或团体作好疗程前的准备，然后穿越他们所选的环境空间。几块蓝色布料象征湖水，绿色垫子意为草地，舞台是可以攀爬的树木，一块搭在两把椅子间的布料，是一个可以供来访者躲藏的洞穴，或是可能在其中遇到火龙和恶魔的山洞。重要的是，必要的时候治疗师要问一些恰当的问题，是支撑这一过程必不可少的要素，诸如"这块布料可以用来做什么？它让你回想起什么？"不要影响来访者过多也非常重要。只有当来访者要求协助完成某项任务之时，才能进行活动干预。

舞动疗法中期的动作侧写

在上一章中，我介绍了对某个团体治疗录像所作的动作观察。第三章中详述了观察方法。这里，我想继续对安妮和布兰达的录像观察进行描述。两人差不多都进入了团体的中期治疗阶段。

到目前为止，安妮已经使用了高、中、低三个水平面。我觉得她的力量、谨慎性（束缚流动）和彻底性（空间利用中的全方位注意）都得到了培养。她会在"桌子平面"（与身体躯干相关的水平面）上，通过伸出和收回动作，阐释彼此的关系。她看起来把动作死死地聚焦在自己身上。一旦收集好，她会谨慎地以某种三维立体塑模的方式，抱着收集到的物品，沉浸在这个时刻中摇摆着，就好像沉浸在很久之前的回忆中一般。

布兰达似乎因为上下躯体运动不相适应而呈现出身体的不协调。她的下半身非常僵硬，主要采用的是手势动作，而这与身体的中枢神经毫无关联。全身性的姿态动作交替出现，可姿态和手势却无法融合。通常来说，我们将姿态—手势融合看作"涟漪效应"（Lamb，1965；Lamb and Watson，1979）。例如，如果我开始微笑（面部姿势），紧接着又大笑（仍然是姿势，但是开始牵涉身体其他部位，包括我的呼吸器官），我可能也会双臂胸前交叉沉沉地坐入椅子里，就好像是想起了或看见了令人发笑的事情。沉入椅子是一个身体姿态，并且所有这些动作间的流动都是姿态—手势的融合。兰姆（Lamb）认为，这种现象解释了动作的投入，因此我们也许可以得出结论，布兰达在那天团体中的动作投入很少。她动作的分断是冲动的，因为在分断发生时，动作是有力量的、方向的并且是突发的，后来就恢复了对空间的持续性和灵活性的运用。这在她对布块的拉伸动作中可以看出。她将布块扔向空中，然后任凭它在空中飘荡坠下。考虑到她动作的冲动性，也就难怪她不会给予全部的姿态支持，将其接住。然而在某种程度上，向上舞动减弱了她向空中抛摔布块的力量。这是因为，力量与向下动作密不可分。因此我觉得，布兰达也许是出于某种考虑在抑制她的愤怒。她动作的韵律，是肯斯坦伯格与索辛（Kestenberg and Sossin，1979）所称的"性器攻击"韵律，与跳跃的动作和青春期有关。

总结

本章中，我们探讨了舞动治疗的中期疗程，包括走入黑暗地带与重见曙光的隐喻。我们考察了治疗师作为一个积极的推动者和创作合作者的角色。一般来讲，工作方法包含了几种形式，如圆圈方法（共同动作），指定的即兴创作，以及自由即兴创作。我们讨论了在进展性评估以及舞动治疗中保持安全的必要性和隐喻的作用，还对舞动治疗中的角色使用进行了简要的探索。我们还讨论了舞动治疗在未完成事件、心理改变、人际关系、变化中的自我认知以及与游戏重新连结中的潜力。最后，我们探讨了这个治疗阶段的动作侧写。下一章，我们将继续讨论治疗的结尾阶段。

注：

1.感谢心理治疗咨询师加亚·格瑞桑克（Jaya Gowrisunkur）提出这一比喻。

2.马莉·福克森，教会我放手工作，习惯将此称之为"毫无期待的等待"。

第五章　评估：闭营篝火

当我对我带领的女性舞动治疗团体说疗程可能要结束时，引起了强烈的反应。这些女性在她们的生命中，都曾面临过仓促的结束，都是她们无法控制的结束。我决定对这一团体既给她们机会体验那种感受，也给她们一次不同的体验。而她们的反馈是不想参加下一次治疗！

然而，当她们最终回来参加后，乔蒂说，对她来讲表达愤怒会是多么地困难，因为她的经历是每当她表达愤怒时人们都会受到伤害，甚至会死去（她母亲恰巧是在与她闹情绪不久后逝去的）。团体成员几周以来关注的意象，都是死亡、暴力，还有堕胎和性骚扰方面的讲述。每位女性，都在这些事件与憎恨自己身体的某个特定部位之间建立了深刻的联系。这引导我们通过舞动来重新索回这些身体部位。最后，一位女性谈到，多年来她是第一次愿意正确地去量尺寸买件胸衣。另一位团体成员在这时有了一个心酸且重要的发现：比起承认自己受到过兄弟的虐待（即使他表现得很温柔），接受一个年长男性亲戚强奸她的痛苦要更容易一些。一旦她接受这一点，她便能够接受她自己温柔的一面。

依赖与哀悼

即使治疗关系包含亲子关系的某些成分，二者却是截然不同的。治疗关系不包含父母的惩罚／管控功能，虽然某些界限还是保留的。治疗关系也不可能像亲子关系那样长久维系，或是有亲子关系那样频繁的接触。由于工作具有局限性，治疗师处于一个提供无条件、积极关爱的角色位置上，有时甚至比父母给予的关爱还要多。因此疗程的结束，在某种意义上，就好比一位理想中的父母去世。即使是来访者提出结束疗程，当结束那一刻真的到来之时，有时也会感觉时机尚未成熟。当然，情况并不总是如此。我自己（作为来访者），在为期一周的高强度住院治疗结束时曾大声哭泣，也曾在较为长期的个人治疗结束时解脱般地舒了口气。这并不是我的治疗师任务失败，也许只因结束得恰如其分。那一刻，我达到了饱和点。

因此，我发觉，对于我的来访者而言，即便是很短暂的治疗，结束后都可能是痛苦的。首先，我想知道这是否是因为我与个体成年来访者一起治疗、一起舞动之时，没能采用应变策略的缘故。但是当我回想起同那些母亲与孩子进行临床治疗工作时，我知道我的直觉是在分离——个性化进程之前，帮助他们增强彼此间的联结（Mahler，1979）。这是很重要的，尽管一个刚刚学步的孩子都会从母亲那里获得独立人格进而成长为独立个体。我知道在孩子依赖感得到满足前，要让孩子相对独立[1]地成长是不可能的（Winnicott，1963）。我还从我丧亲的经历懂得：经历悲痛后，在某种意义上讲，我觉得父亲依旧活着，活在我的心中。我与孩子相处的方式，有时候是我的坐姿，甚至是我为制作三明治而切碎原料的方式，这些都会让我突然想起他，让我感到悲喜交加。我知道我不想错过这个体验。因此，当我的来访者在治疗结束深陷痛苦之时，我会懂得这是一种必要的苦楚。我并不希望他们经历痛苦，我倒希望是以另一种方式，然而我知道，不能跳过痛苦的部分继续前行。虽然治愈和成长是一生的命题；远远超出了常规治疗的范畴。

倒数第二次治疗危机

在我的临床治疗工作中，我观察到危机常常出现在倒数第二次治疗中。我曾观察到下面的情况：

- 父母回避与孩子们一起舞蹈。
- 要求进行一次社会工作评估。

- 来访者因为我像她逝去的爱人那样离开她而感到愤怒。
- 来访者因为改变而扰乱了现状，对我感到愤怒。
- 咳嗽，伴有其他身体疾病。
- 精神健康症状恶化。
- 拒绝接受团体治疗结束。
- 对住房充满忧虑。
- 即使婚姻牢固，也会有婚外恋。
- 报告钱财被偷。
- 车祸。

许多专家将这种行为解释为"付诸行动"。然而，我认为这是种轻视、不合理的评判。更确切地说，我将这些危机视为是个体在害怕失去支持时发出的求救。大多数情况下，在进行到最后一次治疗前，危机会自行得到解决。

当然，来访者向我们表示正在哀悼亲人，并不只是在倒数第二次治疗中才出现。

雪莉害怕别人触碰她。当她是个孩子的时候，父亲将她描述为一株"脆弱的植物"。现在她认为，如果她被碰触，她会变得不完整。就在我们要进行最后一次疗程时，她出了个小车祸。她也曾在工作坊里和某人进行过不愉快的双人舞，并且还坐过被茶水浸湿的椅子。这些都是不愉快的体验，但她却熬了下来。在我们最后一次疗程中，我们一起舞动，我们的脚趾会愉快、轻柔地碰触到对方的脚趾。当脚趾分离之时，我感觉到这是一种全然不同的接触，对她而言，也是一个截然不同的结束。她变得更加稳定了。

舞动疗法在应对丧失时扮演的角色

我想举一些例子，来讲述我的来访者是如何利用舞动治疗处理他们的丧失感的。治疗中，团体和个人会在最后一次治疗前，开始讨论有关结束的问题。通常，他们关注的问题会在动作隐喻中显现出来。

温迪照例参加团体治疗。起初，我说到今天之后，仅有五次治疗了。结果，似乎没人会局促不安。当我们抓着紧绷的布块开始做动作时，温迪纵身跃了上去，这样布和她腰的接触形成了安全又不失弹性的一个屏障，团体通过这种形式抻着她。她反复这样做了几次，然后说那块布料（这或许可以理解成团体）妨碍了她跨越边界。有人说他不知有多少人能达到那个边界。温迪回答说她曾经到达过边界，而且不想再去第二次。然后团体舞动中又加入一个大气球，成员让气球在布块上下弹跳了一会儿。又过了许久，我建议团体找寻一个方法来结束这个动作环节。据我所知，莎伦会听到有声音告诉她去伤害自己或他人，立刻松开抓布块的手，气球掉落在地上。她说气球已经"蔫了"，其他成员随即也一个接一个地松手，让布块掉落在地。哈利是最后一个松手的，我和他在地上仔细地叠好布块。之后，在讲述到这次治疗时，哈利问："如果这里没有团体会怎样？"我提醒他，这个团体不会永远存在的，我们开始思考，那时会是什么样的感受，成员们又是如何面对这些情感的。

上面这个例子令人着迷的是，温迪患有重度精神障碍，而团体内有个成员也是。有精神障碍的人所使用的象征内涵，在我看来，不是随意的，而是充满了深意。另外，对精神症状可能带来孤独的患者而言，这也好比是一座搭起的桥梁。温迪的象征，无须作出明晰的解释，就得到了团体内其他成员的理解。与此同时，这也给了我一个帮助团体处理结束的机会。

正如在下面的类似案例中，团体的丧失，会因其他人生转折而被放大。

阿格尼丝因为找到了一个小型私立养老院疗养，要离开治疗团体。她噙着泪水走向大家，表示不想离去。我们在团体中双双起舞，使用扇子来镜映彼此的动作。对她归属关系的再次确认，使得她好受了很多。我看到她在团体中，从一个退缩、驼背、无话的状态中逐渐成长。现在她会清晰表达，会有眼神交流，还能保持直立姿势。一切的一切，都似乎说明她准备好与他人交流了。

只有铁石心肠的治疗师，才不会被来访者深深的丧失感所触动。同时极为重要的是，还要保持生活的真实。而回忆，如桥梁般连通了快乐的时光，可以远离压抑，得到解脱。在创造出的环境中，重新体验美好时光，就有可能承认自我和社会那些健康美好的部分，依然以某种形式存在着，下面的例子可证明这一点。

我们最后一次治疗过程的主题是跳华尔兹。团体中有位女性说起她过去喜欢跳华尔兹，但现在再也跳不了了。所以我牵起她的手跳起了华尔兹，这时另一位女士唱起来：

当你我正值十七岁
生活爱情充满新奇

世界正是梦想天地

蔚蓝天空下，露出笑脸

那年金色春天，我就是国王

你是我挚爱的王后

你还记得我们的爱便是全部

那年我们，正值十七？

这首歌曲，令团体成员唱起了其他关于 17 岁的歌曲。我的合作者，一位职业治疗师，注意到那天那刻我们恰好十七人。我们以格伦米勒乐队的曲子，结束了"跟我做"的圆圈舞蹈。

有时，用来进行结尾的特定动作形式可能是使用道具，这是由先前团体治疗中反复出现的主题所决定的。尤其是在特定动作仪式，例如圆圈舞被用来表明疗程结束的时候。在下面的例子中，道具成为"团体是一个存在实体"的象征。

每周我们都用松紧带来工作，并将其末端绑成一个圆圈。团体成员利用这个道具彼此依靠，感受松紧的程度，并套着松紧带"走向舞池"，有时一个人，有时尝试与另一个人结伴。在最后一次治疗结束之时，我们临时准备最后一次使用松紧带围成圆圈跳舞。跟往常一样，大家都被鼓励以自己的方式结束即兴舞蹈。默默地，他们一起开始将松紧带缓慢地、小心地放到地面上，静静地站立了一阵子，虔诚地看着松紧带，直到我说"治疗结束"。

治疗师主导的结尾

在上文所有的案例中，团体作为一个整体找到了一种结束的方式。有时这是做不到的，治疗师不得不扮演更为积极的角色来帮助个体面对，面对这个结束的时刻。

团体聚在一起，专门针对丧失主题进行工作。一位年轻女性双亲都死于癌症，她害怕，害怕她也这样死去；另一个女士失去了儿子，他是自杀的；一位男士失去了第一任妻子，虽然他再婚，却不能走出前妻的阴影好好生活下去。因此，我决定在一次聚会上，组织一次即兴舞动。我们将工作室想象成派对现场，有厨房、餐桌、舞池、盥洗室，还有带衣柜的卧室。我要求团体成员将自己置身其中，按照自己选择的方式参与互动，或者不参加也可。在空间中找到自己的位置，来表现在现场的感受。然后，我建议他们找寻一个时刻离开。他们会在别人之前退场吗？

他们会留下来看什么时候人潮散去，然后跟着大部队离开吗？他们会和主人闲聊，待到黎明时分只剩自己最后一人吗？一切过后，我们探讨了这个即兴创作和每个人的生活关系，这包括他们对挚爱逝去的态度以及对团体结束散伙的态度。

有时，我会建议团体中的成员，在圆圈中扔进或放下他们想留下的意象，带走他们想用来帮助他们未来旅程的东西，或是给其他成员制作一份礼物。

而我有时会采用"运动塑造"的形式，要求团体成员待在房间里同治疗初期一样的位置上，然后在上蹿下跳、迂回曲折、打嗝走神、静静伫立、踟蹰往复中完成这段治疗旅程。最终，他们到达了今天的终点。在开启未来之行前，他们回首遥看，回想一路历程。当他们完成这一过程时，他们就会分享这段经历，感受一路治疗以来的各种不同。

用羊毛球当道具，是一种独特而又有力的团体结束方式。

我抓着球的一端，把剩下的部分递给弗兰克。我把球传递给他，他拿着球坐在原地，我热情地给他讲述了我们共享的时光，即他跳起他们祖先舞蹈的那段时光。我说那一刻，我有幸能看到他来自何方，那是一个真正的礼物。

他虔诚地点着头。一段彼此表达谢意之后，他拿起羊毛球的一端，把另一端递给贝里尔。他告诉她，自己是如何看到她舞蹈走出迷宫而感动落泪的。就这样，活动持续下去。每一个人都给予他人一些东西，承认他们是如何触动了自己的心灵。最后，羊毛球被解开了。我说，现在该是团体结束的时候了。静静地，在圆圈中，羊毛球在我们之间传来传去，同时卷起线团。最后，羊毛球再次传递给我，此刻团体结束了。

在有些情况下，虽然我采用的结构是对舞动治疗本身的补充形式，但却同样重要。例如和家庭一起工作时，我常常会在第一次治疗中，为他们拍一张合影，然后粘贴在他们的笔记封面。在最后一次治疗中，又重复拍照粘贴这个行为。通常，父母会对身体姿势、面部表情的差异和家庭成员间的身体接近程度不同而作出评价。在青年团体或是成人团体中，有时我们会制作庆祝证书。每个成员都有一张 A3 纸，上面写有自己的名字。每个人也都用粗头笔，以无记名的方式给彼此写贺词，然后把证书卷起，在成员间轮流传阅，这很像是一个毕业典礼。

舞蹈疗法结束阶段的动作侧写

在前两章中，我提到过一些录像观察，是关于女性团体的舞动治疗阶段的描述。这些女性都在童年时候受到过虐待，都存在依赖问题，这阻碍了她们完成心理健康服务的治疗。下面就是我在团体结束之时的观察。

安妮参加团体的倒数第二次治疗，是她最后一次舞动。当时她并不知道这会是她最后一次在团体中跳舞。由于交通阻塞，她只赶上口头总结阶段。虽然不知道会是这般情形，但她的舞动显著地变为姿态性动作（Lamb and Watson，1979），下半身比上半身僵硬得多，表现出离开团体的迹象。似乎在她身体里抑制着什么。她的舞动强调相关性，因为她的舞蹈表演是在桌面平面（强调她伸出手与他人接触的能力）进行的，但是动作中又存在动作的阻碍因素，或者叫"束缚流动（Bound Flow）"。她清楚地意识到团体的存在，所以注意观察周围，就好像她对大家有义务责任一样，虽然也需要保护自己。我在观察笔记中写道，我有一种遥远之感，一种她活在自己娱乐的世界里的感觉。她的韵律是内生殖器性欲和口欲攻击的混合交融，前者就好像起伏动荡的海浪，代表着愉悦；后者就像撕咬动作般，和分离相联系（Kestenberg and Sossin，1979）。

布兰达在最后一次治疗中的动作也主要是姿态性动作。因为她的动作缺乏流动（North，1972），所以她似乎是在避免与团队中的其他人有所接触，或是与治疗师产生任何联系。她花了很多时间去用力、全身投入地敲击理疗球。她这么做的时候会耸肩，还占用了一个身体中心附近小范围的动围空间，或叫接触空间。她似乎会避免让自己的动作碰触道具，好像在保护自己不与外界联系。然而，她的动作分断却展现出良好的侵略性与滋养性的协调，因为，她每个动作的开始都是充满力量、直接、突然的，高效地打击着大型目标物。但是，她却允许反弹，收回某些控制力。毫无疑问，这是口欲攻击韵律（Kestenberg and Sossin，1979），表明是在对分离问题进行前处理。

同样，卡洛也参加了最后一次治疗。她的身体姿态是下沉的，和抑郁状态有关。她同样采用了显著的姿态性动作。她时而避免与他人进行情感交流（缺乏流动的动作），时而避免与自我交流（缺乏重量的动作），对我来说，她是时而宣泄自己情感，时而又令人放心。但这个过程之后，出现了被动性和抑郁表现。很明显，其中的动作分断是她踢球时毫不关注自己动作本身，然后当她找回理疗球时又牢牢地握住。她反复几次做这个动作，直到退缩蜷曲到下沉的姿势中。

动作观察中的发展进程

起初，在团体治疗中安妮采用韵律动作分断，时而击打，时而纵情。她的眼神里透露出同样的矛盾心理。我能感觉到，她正让脚趾浸没在水中，然后享受着那种快乐。

当团体进入到中期治疗时，她不再表现出如此的犹豫不决。她会充分利用空间内各个平面。我对她的感觉是她在积聚力量，小心、彻底地获取滋养。手臂向外伸展，然后朝自己收拢，小心谨慎地抱着自己，摇摆舞动。她似乎全身心地关注着自己。

安妮参加了倒数第二次团体治疗中的最后一次舞动。正如我上文解释，她当时还不知道这将会是她最后的舞动。不管如何，她明显采用的是姿态性动作以及使用口欲攻击律韵，这都透露出她感到即将分离。她运动的其他方面，包括内生殖器性欲律韵，都暗示着她沉醉在自己动作的欢愉中。虽然她似乎还抑制着什么，却也承担起对团体的责任。

布兰达，从一开始就毫不犹豫地从团体中汲取着养料，满足自己依赖性的需要。

直到中期，布兰达似乎才表现出上下躯体的分离。她的动作也表现出冲动性。我觉得，她是为了控制怒气而在克制自己。

在最后一次治疗中，布兰达的舞动中仍然明显地采用姿态性动作。她似乎是在避免和团体或治疗师有什么关联，表现出需要保护自己不受外界伤害（包括道具的伤害）的意图。然而她的动作分断，却表现出从攻击性表达恢复到更为滋养的动作能力。她口欲攻击性韵律的使用，表现出她在抢先处理分离问题。

在中期的第一次治疗，卡洛就明显地表现出上下躯体的分离，还表现出克制情绪，对团体漠不关心。

最后，她下沉的身体姿态展现出她可能感到抑郁。她时而发泄情绪，时而又令人放心。但是，接下来，却出现了被动性和抑郁。

宏观上看治疗进程

我知道在第三、四、五章中分别陈述舞动治疗的开端、中期以及末期，可能会令读者感觉不完整。因此，我现在要和读者共同分享一些完整的、略有删节的案例研究。我希望通过这些案例，可以厘清舞动疗法不同阶段的思路。

第一个案例展示了我是如何调整自己的风格，来适应一位需要掌控自己的来访者。

索菲是一位性侵受害者，她一直以来患有广场恐惧症，并且在过去饮食失调，滥用非处方药物。她的父亲是拒绝型的，母亲是控制型的。索菲将为治疗饮食失调而参加的女性自助治疗描述为"我们全都背着母亲从木器中爬出来（比喻艰难地从困境中走出来）"。她告诉我，她"从未采取过措施来掌握自己的人生"。在评估中，索菲在纸上给自己画了一个意象：躺卧在婴儿车中。

鉴于索菲的控制问题，我决定让她在一个毫无阻碍物的空间里行动，而我在一旁观察[2]。

在最后一次治疗中，索菲决定带着自己在婴儿车里的意象来舞动。她说，现在她迈出了自己在这片土地上的第一步。她先在房间里移动一下，然后开始探索她想从这个空间里获取并带走什么以及她想放弃什么。当她付诸实践时，她感动地落下了温情的泪水。我看到她碰触到房间的边界，就好像在和一个老朋友告别。然后，她躺到地上的一块垫子上，抱着垫子。又过了一会儿，她做出祈祷的姿势，就好像做起瑜伽中看似"向着太阳敬礼"的姿势一样。她看上去坚强、自信、稳健、流畅，动作似乎不需要太多的言语加工。

接下来的例子说明，应对策略是如何很好地发挥作用，除非危机使其失效。我为迈克尔精心策划了治疗计划，就是期望他能成熟、专业地应对自我。

迈克尔曾在安全部门任职，他亲眼看到过动乱。他被诊断为创伤后应激性障碍并因健康状况而退休。在一次工伤后，他背部落下了毛病，而且患上了关节炎，一只腿长，一只腿短，他还有复视问题，以及由于压力造成的中枢神经系统症。

迈克尔告诉我，在那次暴动中，他感到被管理部门陷害、孤立了，这让他很失望。当他讲述这些感受时，他抬起手，手掌朝向我而身体向后移动，就好像要退到一个角落一般。当我们讨论他自己时，发现他有着强烈的追求完美的特征。

迈克尔的这番经历与早期经历间存在着某种联系。他的父亲抛妻弃子，家中五个孩子中迈克尔最小，他21岁时，母亲去世了，她已经尽了做母亲的责任。

当我们在测评中检视迈克尔的动作隐喻时，他给出的解释是"全力以赴""搭把手""尽职尽责"。他想告诉我的似乎是他关注责任和信任。在接近评估结束之时，他告诉我他害怕让我失望（如果治疗失败的话）。

我们一起关注迈克尔对那个令他感到失望的系统产生的愤怒情绪。这些情绪大多没有宣泄出来，他认为这意味着他消化了这些情绪。我问他身体的什么地方吸收了这些情绪，他回答说是中枢神经系统。他做出了像摇晃破布娃娃的动作。与此同时，他脑中出现雨水用力地砸落在自己身上、令他感到疲倦乏力的意象。我问他，如果他可以缓解这些压力，会是怎样？他回复说不知道。我提示他，之前在谈论起感到受害和被孤立时，做过出示手掌的动作以及身体会向后退缩。我建议我们应该指尖夹着花园里的藤条，两个人一起做动作。

当我们一起做动作时，我注意到他向我的方向倾斜得厉害，以至于我们手间的藤条掉落了，他不得不改变自己的位置。我说，你应该使躯干和手臂灵活起来。他对这个建议虽然能作出回应，却发现背部疼痛使自己变得柔弱，像个布娃娃一般。

迈克尔开始戴上护腰。他觉得自己的生活品质开始下降。许多次都搞错自己的预约时间，有一个星期，还迟到了半个小时。那场动乱的周年纪念的第二天，他按照理疗师的建议，在做运动时扭伤了自己背部，不得不去医院急诊部。

最后，迈克尔明白了自己使用的动作隐喻的含义。他能在动作中有更多的关注点，更多地塑造环境。后来他向我形象地展示了他的话——他觉得自己对所处的环境有了更多的掌控，同时做了一个手握汽车方向盘的动作。当结束时他告诉我，舞动疗法在他的职业知识、非语言交流以及身体交流的方式之间搭建起一座桥梁。

我的下一个事例展现出，同那些接受过控制身体表达训练的舞者一起工作时会遇到困难。

利兹将舞蹈作为一种逃避形式。她的母亲怀她的时候，曾尝试过流产。后来，利兹遭到了身体和精神上的虐待、忽视，孩童年代还遭受过性侵，包括折磨，强迫卖淫。她有一个比自己年长的堂兄，在她小的时候，对她表现过些许温暖情感，而这个堂兄就是一个舞者。

利兹觉得她的整个人生，就像舞台上的演出。她的描述和温尼科特（1960b）称作的"假自我"相呼应，这令我感到震惊。利兹觉得自己有很多面，每一面都有一个不同的姓名、性格以及运动方式。虽然她从未被确诊患有分离性身份识别障碍（American Psychiatric Association，1994），但是她的困难描述与该诊断非常相似。有趣的是，我了解到，美国比英国采用这种诊断方法多一些。

起初，利兹让我躲在一个小角落处，和她保持距离，不让我在房间里看到她。在我们的第一次治疗中，她的全部时间都用来慢慢向我靠拢，几乎不与我眼神交流。然而一旦"发现我"，她却近乎黏着我。温尼科特（1960b）

将假自我的病因学描述为"依赖失败"。因此，初期利兹对我表现出不信任，随后是依赖行为，这并没有令我十分惊讶。接着在舞蹈运动中，这个特点一直保留了下来。她让我领着她做动作。她央求我陪她参加治疗之外的一个舞蹈课程，但是当我拒绝时，她感到十分受伤。她通常在每次治疗结束后不断通过询问个人问题来试探治疗的边界。

我们一同工作了两年半，在这期间，利兹的行为逐渐有了自主性。然而由于我怀孕要终止治疗疗程时，她表现出退缩，并开始自我伤害。她告诉我，我就像是她的母亲，在她看来，我终止参与就好像是濒临死亡一般。

当然，并不是所有我与利兹二人遇到的困难都归因于她作为舞者接受的训练。许多人选择舞蹈作为他们的职业是因为他们想掌控自己的身体。显然，利兹有充足的理由如此行事，而且也有可能，舞蹈已经成了她的救生索。然而，技术训练要求具备不同的即兴创作技能，这是舞动疗法的基石。

最后，我想展示一些家庭治疗案例来说明动作隐喻和家庭动力之间的关系。

这个家庭的成员有梅根、丈夫杰里米，以及他们的两个孩子——五岁大的马修和两岁的劳伦。梅根曾与第一个孩子（马修）相处不甚融洽。并且在全科医生对她进行了抑郁诊断治疗后，被介绍到了精神健康中心。她的护理协调员觉得，转诊去家庭治疗诊所可能对她有所帮助。在家庭诊所期间，他们被转诊到我这里接受有时限的（20次治疗）家庭舞动治疗。

在即兴创作时，我注意到梅根试图在开始舞动前，给每一个细节做好计划。在第一次治疗中，我们使用软木偶道具，马修用鳄鱼攻击梅根的猴子木偶。鳄鱼木偶声称自己很生气，要吃人。还说感觉很糟糕，因为人们总是朝它大喊大叫。杰里米说他只是观察着这一切，他想要的是家人快乐幸福。而劳伦却静静地坐着。

他们一起舞蹈时，梅根反复抓扯着马修的双手，鼓励他上蹿下跳，然而却不与他有眼神交流，斜向着他。结果是马修变得很兴奋，很难停止跳动。当我们讨论这个运动模式时，梅根对马修很容易变得兴奋这一点表示赞同，因此她在治疗外，不与马修一起玩耍。

然而有一次，令我吃惊的是，我们围成圈做一个"抚摸头部"的游戏时梅根回想起，她曾经在儿子还是孩童时，也总是抚摸他的头发。

在家庭治疗中，我的一个信念是树立正面形象，采用言辞和其他一切手段赞美父母。这样可以让父母以同样的方式对待自己的孩子。

我对这个家庭记忆最深的治疗是有一次，孩子们决定排演英国电视剧《雷鸟》中的一集。这个节目使用了木偶道具。每一集的主题都是讲述一个秘密国际救援小队进行英雄拯救的故事。这次是某个事物，或者某人坠落到一个洞穴中需要救援。梅根决定扮演那个需要救助的人，而马修扮演她的援救者。事后，当我问及与家庭有多少相似时，马修回答是"妈妈掉到一个洞穴，需要呼叫雷鸟帮助"。梅根很快就理解了这一隐喻，并且补充道："那就是我，我在那个洞穴中需要帮助。我努力去控制事态，但是我越想控制，就越难控制。"

在最后一次治疗中，我们看了这个家庭在最后一次治疗中玩同样游戏的录像。这一次父母协同合作，作为他们孩子的救援使者，还要选定自己的角色。我对梅根得到儿子援救转换为父母二人共同拯救孩子这一发展过程的适当性作出点评。我们看完录像后，马修选择了一款头巾布块，还谈论起中国的新年。我做了一个丝带魔杖，当作火龙额头上的犄角。其他家庭成员也手持扇子挥舞。当他们的龙舞结束之时，全家人在地上围坐成圆圈，头顶头巾，那一刻展现的是平静、包容和自我滋养，如同环形咬尾蛇意象单元（Jung，1990）。

评估与展望

表 5.1 来访者评估

√ 你觉得参加舞动治疗后，对你的生活有所改变吗？如果有的话，是什么？

√ 你觉得舞动治疗的哪个方面，或是哪次治疗，对你有所帮助？

√ 在这期间，生活中还有什么对你有益？

√ 关于舞动疗法，你觉得什么令你感到不适，或是困难的地方是什么？

√ 疗程开始后，在你的生活中，是什么（如果有的话）对你治疗是无用的，或阻碍你充分利用治疗？

√ 从你的经历来看，你会给我什么样的建议，让我与新的来访者开始不一样的舞动治疗课程？

√ 对于正在思考加入舞动疗法的人，你有何建议？

√ 你还有什么问题需要解决？

√ 如果没有治疗师，你觉得能独立处理这个问题么？

√ 如果不能，你觉得你需要什么样的帮助？

√ 你还有什么想讨论的？

感谢你花费时间，完成这份评估表。

第二章对舞动疗法的研究方法做了简短的介绍。然而，我们并不需要采用全套的研究方案来评估我们的治疗工作，或是从中获得收获。有一种评估方法是请来访者完成简单的评估表（见表 5.1）。临床督导也对这个评估进程有所裨益，通过治疗师的反思来补充来访者的陈述。其他正式评估方法还包括动作观察、常规评估中的病理结果（CORE）（Barkham et al., 2001）以及记录和笔记分析。可以使用上述任意一种或是所有信息资源，以出院信形式，写一份完整的临床总结递交给推荐人。

如果我们想成为实证医学实践者，那么评估工作便是必不可少的环节，这对当前英国推动临床管理来说，尤为重要，而且也能弘扬良好的伦理道德。但我们必须确保我们的实践不会因为过分强调随机对照研究而降低水准，或有所忽略。这种研究，尽管在回答或是开始回答关于某些诊断的有效性问题上有一定的价值，却难以对我们的艺术性作出公正的判断。通过研究进程，与服务使用者合作，实践才能进步。

总结

本书的最后一章，我检视了舞动疗法的结束方法。我也对动作观察过程作了宏观概括，提供了一些完整的个案研究。最后，我考察了用于实证实践的、灵活而有重点的方法。

注：

1. 更为正确的表述是温尼科特所称的"相互依赖"（1963：84）。

2. 这事发生在我在"真实动作"（TM）接受训练之前，因此，对我影响更大的是，20世纪70年代在我的舞蹈训练期间，玛丽·福克森老师对我的舞蹈指导这段经历。第二个影响可能是20世纪80年代，我与玛西亚·利文萨尔医生一同参加强化班的经历。

参考文献

Adler, J. (1996) ' The collective body ', *American Journal of Dance Therapy* 18 (2), 81-94.

ADMT UK (Association for Dance Movement Therapy UK) (1997) 'Define dance movement therapy ', *E-motion: ADMT UK Quarterly*, 9 (1), 17.

American Psychiatric Association (1994) *Diagnostic Criteria From DSM-1V*. Washington, DC: American Psychiatric Association.

Angus, L.E. and Rennie, D.L. (1989) ' Envisioning the representational world: the client' s experience of metaphoric expression in psychotherapy' , *Psychotherapy* 26 (3), 372-9.

Argyle, M. (1967, 1990) *The Psychology of Interpersonal Behaviour*, 1st and 4th edns. Harmondsworth and London: Penguin.

Balbernie, R. (2001) ' The effects of early experiences on brain development and long term implications '. Workshop given to the 7th professional conference of the United Kingdom Council for Psychotherapy: Revolutionary Connections:Psychotherapy and Neuroscience. Warwick University, 8.9.01.

Barkham, M., Margison, F., Leach, C., Lucock, M., Mellor-Clark, J., Evans, C., Benson, L. and McGrath, G. (2001) ' Service profiling and outcomes benchmarking using the CORE-OM: toward practice-based evidence in the psychological therapies ', *Journal of Consulting and Clinical Psychology* 69 (2), 184-96.

Bartenieff, I., with Lewis, D. (1980) *Body Movement: Coping with the Environment*. London: Gordon and Breach.

Beck, A. (1978) *Beck Inventory*. Philadelphia: Center for Cognitive Therapy.

Beitchman, J.H., Zucker, K.J., Hood, J.E., da Costa, G.A., Akman, D. and Cassavia, E. (1992) ' A review of the long-term effects of child sexual abuse ', *Child Abuse and Neglect*, 16, 101-18.

Bernstein, P. (1986) *Theoretical Approaches in Dance-Movement Therapy*. Volume 1, 2nd edn. Dubuque, Iowa: Kendall/Hunt.

Berrol, (1992) ' The neurophysiologic basis of the mind-body connection in dance/movement therapy ', *American Journal of Dance Therapy*, 14 (1), 19-29.

Best, P. (1999) ' Improvised narratives: dancing between client and therapist ', *E-motion ADMT Quarterly*, 11 (4), 17-26.

Billow, R.M. (1977) ' Metaphor: a review of the psychological literature ', *Psychological Bulletin*, 84 (1), 81-92.

Blatt, J. (1991) ' Dance/movement therapy: inherent value of the creative process in psychotherapy ', in G.D. Wilson (ed.), *Psychology and Performing Arts*. Amsterdam: Swets & Zeitlinger.

Boas, F. (1943) ' Psychological aspects in the practice and teaching of creative dance ', *Journal of Aesthetics and Art Criticism*, 2, 3-20.

Brazelton, T., Koslowski, B. and Main, M. (1974) ' The origins of reciprocity: the early mother-infant interaction ', in M. Lewis and L. Rosenblum (eds), *The Effect of the Infant on its Caregiver*. New York: Wiley-Interscience.

Browne, W.A.F. (1837) ' What asylums were, are and ought to be ', reprinted in: A. Scull (ed.), (1991) *The Asylum as Utopia*. London: Tavistock/Routledge.

Carnegie UK Trust (1985) *Arts and Disabled People. The Attenborough Report of the Committee of Inquiry*. London: Bedford Square Press.

Carroll, M. (1996) *Counselling Supervision, Theory, Skills and Practice.* London:Cassell.

Chace, M. (1975) ' Dance alone is not enough ', in H. Chaiklin (ed.), (1975) *Marian Chace: Her Papers.* ADTA. Originally printed in July 1964 *Dance Magazine*, 38, 46-47 and 58.

Chaiklin, S. and Schmais, C. (1979) ' The Chace approach to dance therapy ', in P.L. Bernstein (ed.), *Eight Theoretical Approaches to Dance Movement Therapy.* Dubuque, Iowa: Kendall/Hunt.

Chodorow, J. (1991) *Dance Therapy and Depth Psychology.* London: Routledge.

Claid, E. (1977) ' Emilyn Claid talks to Bonnie Meekums and Kedzie Penfield ', *New Dance*, 2, 10-11.

Cohen, B.B. (1980) 'Perceiving in action ', Interview by Lisa Nelson and Nancy Stark-Smith. *Contact Quarterly*, Winter, 20-28.

Cohen, B.B. (1984) 'The developmental process underlying perceptual-motor integration ', Interview by Lisa Nelson and Nancy Stark-Smith. *Contact Quarterly*, Spring/Summer, 24-39.

Condon, W. and Sander, L. (1974) 'Neonate movement is synchronized with adult speech: interactional participation and language acquisition ', *Science (USA)*, 183, 99-101.

Cox, M. and Theilgaard, A. (1987, 1997) *Mutative Metaphors in Psychotherapy— The Aeolian Mode.* 1st and revised edns. London: Tavistock.

Cruz, R.F. and Sabers, D.L. (1998) Letter: Dance/movement therapy is more effective than previously reported. *The Arts in Psychotherapy*, 25 (2), 101-104.

Davidson, J.P. (1979) 'Ritual dance in Malysia ', *New Dance*, 12, 4-5.

Dulicai, D. (1977) 'Nonverbal assessment of family systems: a preliminary study ', *Art Psychotherapy*, 4, 55-68.

Ellis, R. (2001) 'Movement metaphor as mediator: a model of dance/movement therapy process ', *The Arts in Psychotherapy*, 28 (3), 181-90.

Ernst, R., Rand, J.I. and Stevinson, C. (1998) 'Complementary therapies for depression: an overview ', *Archives of General Psychiatry*, 55 (11), 1026-32.

Erwin-Grabner, T., Goodill, S.W., Hill, E.S. and Von Neida, K. (1999) ' Effectiveness of dance/movement therapy on reducing test anxiety ', *American Journal of Dance Therapy*, 21 (1), 19-34.

Fogel (1977) ' Temporal organisation in mother-infant face-to-face interaction ', in H.R. Schaffer (ed.), *Studies in Mother—Infant Interaction*. London: Academic Press.

Fulkerson, M. (1982) ' The move to stillness ', *Dartington Theatre Papers*, 4th series, no. 10.

Fulkerson, M. (1987) Interview by Peter Hulton and Richard Allsopp. *New Dance*, 40, 20-21.

Gendlin, E. (1981) *Focusing*. London: Bantam.

Gill, D. (1979) 'Contact and change ', *New Dance*, 12, 7-9.

Glaser, D. (2001) ' Child neglect and abuse: effects on the developing brain and therapeutic implications '. Keynote speech at the 7th Professional Conference of the United Kingdom Council for Psychotherapy: Revolutionary Connections: Psychotherapy and Neuroscience. Publication pending. 8 September, Warwick University.

Gordon, R. (1975) ' The creative process: serf-expression and sefftranscendence ', in S. Jennings (ed.), *Creative Therapy*. London: Pitman.

Gorelick, K. (1989) ' Rapprochement between the arts and psychotherapies: metaphor the mediator ', *The Arts in Psychotherapy*, 16 (3), 149-55.

Green, A.H. (1993) ' Child sexual abuse: immediate and longterm effects and intervention ', *Journal of American Academy of Child Adolescent Psychiatry*, 32 (5), 890-901.

Grenadier, S. (1995) ' The place wherein truth lies: an expressive therapy perspective on trauma, innocence and human nature ', *The Arts in Psychotherapy*, 22 (5), 393-402.

Hackman, A . (1998) ' Working with images in clinical psychology ', in A.S. Billock and M. Hersen (eds), *Comprehensive Clinical Psychology*, Vol. 6. Oxford: Elsevier.

Hadamard, J. (1954) *The Psychology of Invention in the Mathematical Field.* London: Dover Publications, Inc.

Hamilton, S. (1989) ' The dance of dementia ', *Dice*, 9, 4-6.

Jennings, S. (1996) ' Brief dramatherapy: the healing power of the dramatized here and now ', in A. Gersie (ed.), *Dramatic Approaches to Brief Therapy*. London: Jessica Kingsley.

Jones, P. (1996) *Drama as Therapy, Theatre as Living*. London: Routledge.

Jung, C.G. (1990) *Man and His Symbols*. London: Arkana.

Kane, E. (1989) *Recovering from Incest: Imagination and the Healing Process.* Boston: Sigo Press.

Kestenberg, J. and Buelte, A. (1977) ' Prevention, infant therapy, and the treatment of adults: 2. Mutual holding and holding oneself up ', *International Journal of Psychoanalytic Psychotherapy*, 6, 369-96.

Kestenberg, J. and Sossin, M. (1979) *The Role of Movement Patterns in Development*, Vol. 2. New York: Dance Notation Bureau.

King, R. (1983) ' Dancing-Bodymind-a personal experience ', *New Dance*, 26, 29-30.

Laban, R. (1971) ' The educational and therapeutic value of dance ' , in L. Ullman (ed.), *Rudolph Laban Speaks About Movement and Dance*. Laban Art of Movement Guild. Originally published in 1959 in Laban Art of Movement Guild Magazine no. 22.

Lakoff, G. and Johnson, M. (1980) *Metaphors We Live By*. London: University of Chicago Press.

Lamb, W. (1965) *Posture and Gesture.* London: Duckworth.

Lamb, W. and Watson, E. (1979) *Body Code*. London: Routledge and Kegan Paul.

Leventhal, M. (1986) ' Dance movement therapy: Education or therapy '

Part 2. *ADMT Newsletter*, 1 (15), 14-20.

Levy, F. (1992) *Dance/Movement Therapy: A Healing Art*. Revised edition. Reston, VA: American Alliance for Health, Physical Education, Recreation and Dance.

Lewis, P. (1984) ' The somatic countertransference: the inner pas de deux ', in P. Lewis (ed.), *Theoretical Approaches in Dance-Movement Therapy*, Vol. 2. Dubuque, Iowa: Kendall/Hunt.

Lewis, P.P. (1988) ' Clinical focus: the transformative process within the imaginal realm ', *The Arts in Psychotherapy*, 15 (4), 309-16.

Lewis Bernstein, P. (1986) ' Psychodynamic ego psychology in developmental Dance-Movement Therapy ', in P. Lewis (ed.), *Theoretical Approaches in Dance-Movement Therapy*, Vol. 1. Revised edn. Dubuque, Iowa: Kendall/Hunt.

Low, K.G. and Ritter, M. (1998) Letter: Response to Cruz and Sabers. *The Arts in Psychotherapy*, 25 (2), 105-108.

Mahler, M. (1979) *The Selected Papers of Margaret Mahler*, Vol. 2. New York: Jason Aronson.

Malecka, M. (1981) ' Normal, once a week ', *New Dance*, 20, 14-16.

Maslow, A. (1999) *Toward a Psychology of Being*, 3rd edn. Chichester: Wiley.

Meekums, B. (1977) ' Moving towards equilibrium ', *New Dance*, 1, 8-10.

Meekums, B. (1988) *Dance Therapy in Family Social Work*. Leeds: East Leeds Family Service Unit.

Meekums, B. (1990) ' Dance movement therapy and the development of motherchild interaction ', unpublished MPhil thesis, University of Manchester, Faculty of Education.

Meekums, B. (1991) ' Dance movement therapy with mothers and young children at risk of abuse ', *The Arts in Psychotherapy*, 18 (3), 223-30.

Meekums, B. (1992) ' The Love Bugs: dance movement therapy in a Family Service Unit ', in H. Payne (ed.), *Dance Movement Therapy: Theory and Practice*. London: Routledge.

Meekums, B. (1993) ' Research as an act of creation ', in H. Payne (ed.), *Handbook of Inquiry in the Arts Therapies: One River, Many Currents*. London: Jessica Kingsley Publishers.

Meekums, B. (1998) ' Recovery from child sexual abuse trauma within an arts therapies programme for women ', unpublished PhD thesis, University of Manchester, Faculty of Education.

Meekums, B. (1999) ' A creative model for recovery from child sexual abuse trauma ', *The Arts in Psychotherapy*, 26 (4), 247-59.

Meekums, B. (2000) *Creative Group Therapy for Women Survivors of Child Sexual Abuse: Speaking the Unspeakable*. London: Jessica Kingsley.

Meier, W. (1997) ' The teacher and the therapist: different techniques and converging processes in the field of movement and dance ', *E-motion ADMT UK Quarterly*, 9 (1), 8-10.

Moore, C-L. and Yamamoto, K. (1988) *Beyond Words: Movement Observation and Analysis*. London: Gordon and Breach.

North, M. (1972) *Personality Assessment Through Movement*. London: MacDonald and Evans.

Ostrov, K. (1981) ' A movement approach to the study of infant/caregiver communication during infant psychotherapy ', *American Journal of Dance Therapy*, 4 (1), 25-41.

Paludan, M. (1977) ' Structuring body contact activities for children with learning disabilities: Part 1 ', *Contact Quarterly*, 3 (1), 6-10.

Payne, H. (1992) *Dance Movement Therapy: Theory and Practice*. London: Routledge.

Pedder, J.R. (1979) ' Transitional space in psychotherapy and theatre ', *British Journal of Medical Psychology*, 52, 377-84.

Penfield, K. (1994) ' Nurturing the working therapist ', *Association for Dance Movement Therapy Newsletter*, 6 (4), 4-5.

Poincaré, H. (1982) ' Mathematical creation ', in H. Poincaré, *The Foundations of Science: Science and Hypothesis, The Value of Science, Science and*

Method. Washington: University Press of America.

Prestidge, M. (1982) ' Nancy Topf: a question of personal development ', *New Dance*, 22, 3-4.

Reich, W. (1962) *Character Analysis*, 3rd edn. New York: Noonday Press.

Ritter, M. and Low, K. (1996) ' Effects of dance/movement therapy: a meta-analysis ', *The Arts in Psychotherapy*, 23 (3), 249-60.

Rogers, C. (1957) ' The necessary and sufficient conditions of therapeutic personality change ', *Journal of Consulting Psychology*, 21 (2), 95-103.

Roth, G. (1990) *Maps to Ecstasy: Teachings of an Urban Shaman*. London: Mandala.

Ryle, A. (1990) *Cognitive Analytic Therapy: Active Participation in Change*. Chichester: wiley.

Ryle, A. (1997) *Cognitive Analytic Therapy and Borderline Personality Disorder*. Chichester: Wiley.

Sandel, S. (1980) ' Countertransference stress in the treatment of schizophrenic patients ', *American Journal of Dance Therapy*, 3 (2), 20-32.

Sandel, S. and Johnson, D. (1983) ' Structure and process of the nascent group: dance therapy with chronic patients ', *Arts in Psychotherapy*, 10, 131-40.

Scarth, S.B. (1995) ' Supervision on the move ', *Association for Dance Movement Therapy Newsletter*, 7 (2), 12.

Schaffer, (1977) *Mothering*. London: Open Books.

Scheflen, A. (1964) ' The significance of posture in communication systems ', *Psychiatry*, 27, 316-24.

Schmais, C. (1985) ' Healing processes in group dance therapy ', *American Journal of Dance Therapy*, 8, 17-36.

Schore, A. (1994) *Affect Regulation and the Origin of the Self: the Neurobiology of Emotional Development*. Hillsdale, NJ and Hove: Lawrence Erlbaum Associates.

Schore, A. (2001) ' Minds in the making: attachment, the self-organizing

brain, and developmentally-oriented psychoanalytic psychotherapy ',
British Journal of Psychotherapy, 17 (3), 299-328.

Sherborne, V. (c. 1984) *Sherborne and Movement*. Bristol Polytechnic Dept.
of Education.

Shuttleworth, R. (1985) ' Metaphor in therapy ', *Journal of Dramatherapy*,
8 (2), 8-18.

Silberman-Deihl, L.J. and Komisaruk, B.R. (1985) ' Treating psychogenic
somatic disorders through body metphor ', *American Journal of Dance
Therapy*, 8, 37-45.

Sledge, W.H. (1977) ' The therapist's use of metaphor ', *International
Journal of Psychoanalytic Psychotherapy*, 6, 113-1178.

Sloboda, A. (2001) ' Music therapy with mentally disordered offenders ',
unpublished but taped lecture in the forum: Using the Arts
Therapies—Finding Evidence to Promote their Practice. Chaired by
Dr. R. Ellis. Royal College of Psychiatrists Annual Meeting: 2001, A
Mind Odyssey: Science and Caring. London. 11.7.2001.

Solms, M. (1999) ' How does the talking cure work? ', Video no. 9, *A
Beginner's Guide to the Brain*. London: Anna Freud Centre.

Solway, A. (1988) ' New Midlands Dance ', *New Dance*, 43, 12-14.

Spandler, H. (1996) *Who's Hurting Who? Young People, Self-Harm and Suicide*.
Manchester. 42nd Street.

Standing Committee of Arts Therapies Professions (1989) *Artists and
Arts Therapists: A brief Discussion of their Roles within Hospitals, Clinics, Special
Schools and in the Community*. London: Standing Committee of Arts
Therapies Professions.

Stanton-Jones, K. (1992) *An Introduction to Dance Movement Therapy in
Psychiatry*. London: Routledge.

Steiner-Celebi, M. (1996) ' Aims of dance movement therapy ', *ADMT
Newsletter*, 8 (2), 11-12.

Stern, D. (1971) 'A micro-analysis of mother-infant interaction ', *Journal of the American Academy of Child Psychiatry*, 10 (3), 501-16.

Stern, D. (1977) *The First Relatioship: Infant and Mother*. London: Open Books.

Todd, M.E. (1937) *The Thinking Body*. New York: Dance Horizons.

Trevarthen, C. (2001) ' Setting the scene: a window into childhood ', keynote speech at the 7th Professional Conference of the United Kingdom Council for Psychotherapy: Revolutionary Connections: Psychotherapy and Neuroscience. Publication pending. 7 September, Warwick University.

Turnbull, O. (2001) ' Emotion and the neurobiology of false beliefs ', keynote speech at the 7th Professional Conference of the United Kingdom Council for Psychotherapy: Revolutionary Connections: Psychotherapy and Neuroscience. Publication pending. 8 September, Warwick University.

Watt, D. (2001) ' Psychotherapy in the age of neuroscience: new opportunities in the renaissance of affective neuroscience ', keynote speech at the 7th Professional Conference of the United Kingdom Council for Psychotherapy: Revolutionary Connections: Psychotherapy and Neuroscience. Publication pending. 8 September, Warwick University.

Webster, J. (1991) ' The use of the movement metaphor in movement therapy ', in G.D. Wilson (ed.), *Psychology and Performing Arts*. Amsterdam: Swets & Zeitlinger.

Wilkins, P. (1995) ' A creative therapies model for the group supervision of counsellors ', *British Journal of Guidance and Counselling*, 23 (2), 245-57.

Wilkins, P. (1999) *Psychodrama*. London: Sage.

Wilkins, P. (2000) ' Unconditional positive regard reconsidered ', *British Journal of Guidance and Counselling*, 28 (1), 23-36.

Winnicott, D.W. (1958) ' The capacity to be alone ', reprinted in: D.W. Winnicott (1987) *The Maturational Processes and the Facilitating Environment*.

London: Hogarth Press.

Winnicott, D.W. (1960a) ' The theory of the parent-infant relationship ', reprinted in D.W. Winnicott (1987) *The Maturational Processes and the Facilitating Environment*. London: Hogarth Press.

Winnicott, D.W (1960b) ' Ego distortion in terms of true and false self ', reprinted in D.W. Winnicott (1987) *The Maturational Processes and the Facilitating Environment*. London: Hogarth Press.

Winnicott, D.W. (1962) ' Ego integration in child development ', reprinted in: D.W. Winnicott (1987) *The Maturational Processes and the Facilitating Environment*. London: Hogarth Press.

Winnicott, D.W. (1963) ' From dependence towards independence in the development of the individual ', reprinted in D.W. Winnicott (1987) *The Maturational Processes and the Facilitating Environment*. London: Hogarth Press.

Winnicott, D.W. (1971) *Playing and Reality*. London: Penguin.

图书在版编目（CIP）数据

舞动疗法/（英）邦妮·米克姆斯
（Bonnie Meekums）著；余泽梅译.—重庆：重庆大学
出版社，2017.4（2024.6重印）
（创造性治疗系列）
书名原文：Dance Movement Therapy
ISBN 978-7-5689-0071-3

Ⅰ.①舞… Ⅱ.①邦… ②余… Ⅲ.①舞蹈—应用—
精神疗法 Ⅳ.①R749.055

中国版本图书馆CIP数据核字（2016）第199767号

舞动疗法
WUDONG LIAOFA
〔英〕邦妮·米克姆斯 著

余泽梅 译

鹿鸣心理策划人：王 斌
策划编辑：温亚男
责任编辑：杨 敬
责任校对：邹 忌
责任印制：赵 晟

重庆大学出版社出版发行
出版人：陈晓阳
社址：（401331）重庆市沙坪坝区大学城西路21号
网址：http://www.cqup.com.cn
重庆升光电力印务有限公司印刷

开本：890mm×1240mm 1/32 印张：6.25 字数：113千
2017年4月第1版 2024年6月第5次印刷
ISBN 978-7-5689-0071-3 定价：49.00元

版贸核渝字（2014）第 169 号